手指の痛み しびれ・はれ・変形

自力でよくなる!

名医が教える

最新1分体操大全

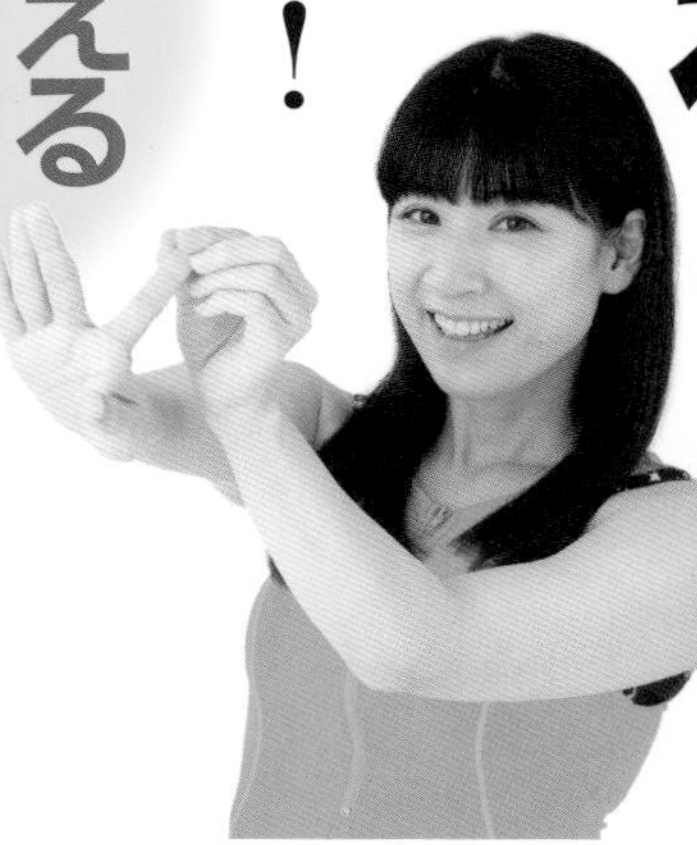

文響社

はじめに

「ペットボトルやビンのフタがあけられない」

「朝、起きると手がこわばる」

「包丁が使えず料理ができない」

「洗濯物をたためない」

「痛みで箸《はし》が使えない」

「指がうまく動かせず、パソコンを打てない」

などなど……。

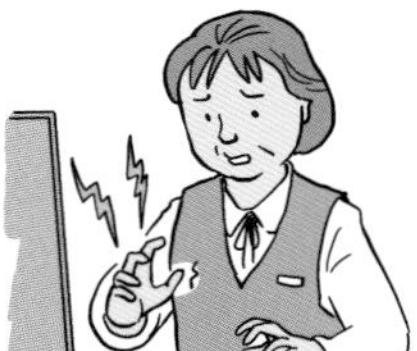

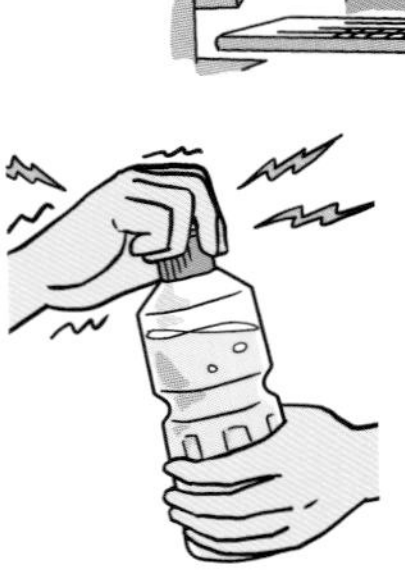

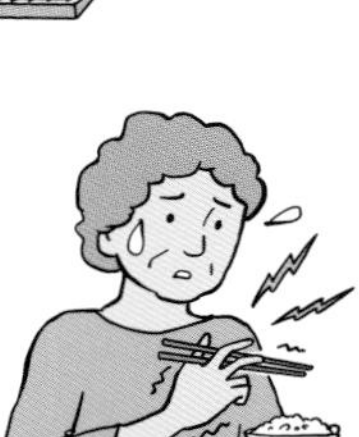

中高年になると、手指の痛みやしびれ、こわばりに悩む人が増えてきます。病状が進むと、痛みが慢性化したり、指が変形したりしてしまうことも少なくありません。特に女性の場合は、指が変形して見た目が悪くなると、人前に出ることがいやになったり、気持ちがふさいだりする人が多く見られます。

手指は小さな骨と関節が密集し、5本の指を動かして、物をつかむ、つまむ、握る、ひねる、押すといった高度で繊細な動作を担っています。脳につながる神経がとても多く、「手は第2の脳」といわれるほどです。

道具を使って料理や裁縫をしたり、絵や字をかいたり、楽器を演奏したり、パソコン仕事をしたりと、私たちが手指を使わない日はないといっても過言ではありません。今日まで文化・芸術が発展してきたのも、私たちが手を使っているからといえるでしょう。

『整形外科新患調査　2012概況報告』（日本整形外科学会）で整形外科を受診した原因部位を見ると、手の関節と手は、腰やひざに次いで第3位と非常に多いことが報告されています。

整形外科を受診した原因部位の割合

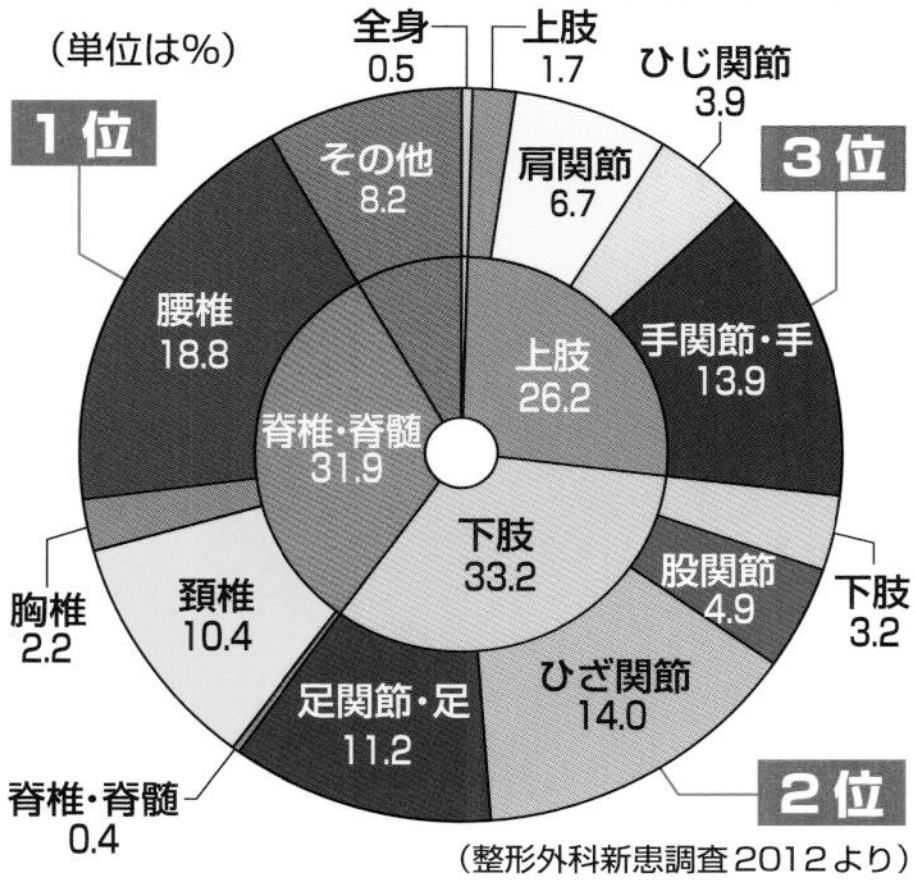

（整形外科新患調査2012より）

手指の痛みに対し、実際の診療現場では、鎮痛薬を処方したり、テーピングで関節の負担を減らしたりすることがほとんどです。病医院に通って、こうした治療を受けるだけでは、痛みやしびれ、こわばりが一時的に抑えられても、加齢とともに手指の機能がどんどん衰えてしまいます。

そこで、手指の痛みに悩む人に取り組んでほしいのが、セルフケア。中でも大切なのが、手指を動かす運動療法です。
手指の運動は、身体的にも経済的にも負担が少なく、誰でも気軽に取り組むことができます。そして、病状の回復を促したり、悪化を防いだりすることにもつながるのです。

そこで本書では、大学病院や専門外来の医師が実際の医療現場で手指の痛みに悩む患者さんに指導している体操を、一般の人たちでも簡単に取り組めるように紹介していきます。いずれも、**1回1分程度**でできる簡単なものばかりです。

手指の健康を守ることは、私たちの生活や仕事、生きがいを守ることにつながります。本書がみなさんの充実した人生の一助になれば、これほどうれしいことはありません。

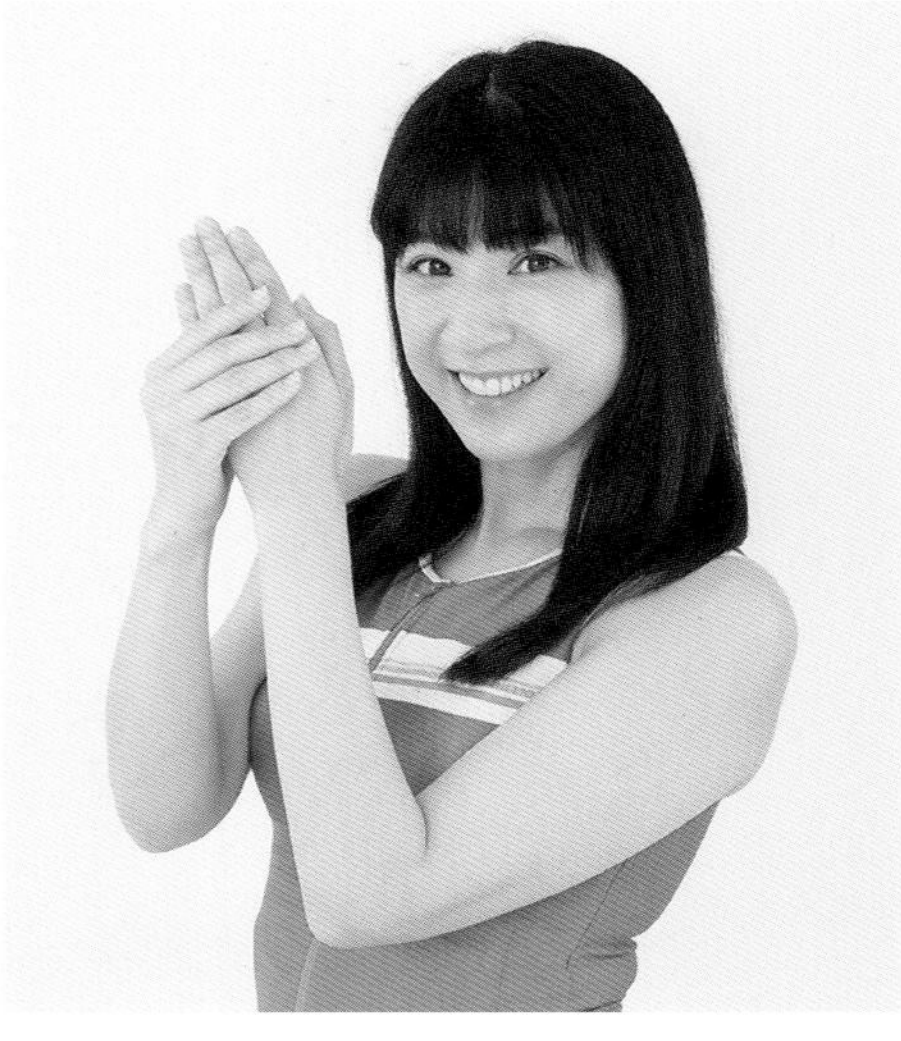

京都大学医学部附属病院リハビリテーション科准教授
池口良輔《いけぐちりょうすけ》

目次

序章

あなたの悩みをズバリ解決！
手指や手首に現れる
痛み・しびれ・こわばり・変形の
原因も対処法も素早くわかる
セルフチェック

京都大学医学部附属病院
リハビリテーション科准教授
池口良輔

手指の痛みやしびれで指が思うように動かせず悩む人が多いが、病院では「年のせい」と軽視されがち

年を取ると、手指の痛みやしびれ、はれ、変形に悩む人が増えてきます。みなさんの中にも、仕事や家事で指を使うと痛んできたり、深夜に痛みのために目が覚めたり、起床時に手指がこわばって動かせなかったり、という経験のある人がいるのではないでしょうか。こうした悩みは、とてもつらいものです。

とはいえ、手指が痛いからといって、仕事や家事を休むのはなかなか難しいと思います。そうして我慢をして手指を使いつづけ、痛みが強くなってから病医院を受診するケースが多いのですが、医療機関によっては医師から「年のせいだから治らない」「長くつきあっていくしかない」といわれることも少なくないようです。そして、鎮痛薬を服用したり、テーピングをしたりして、どうにかして生活をこなしている、という人がたくさんいるのです。

手指の痛みが問題なのは、単に家事や仕事が困難になるためだけではありません。**手指に痛みがあると、イスのひじかけに手をついて立ち上がる、ドアノブを**

手指の痛みは閉じこもりの原因になる

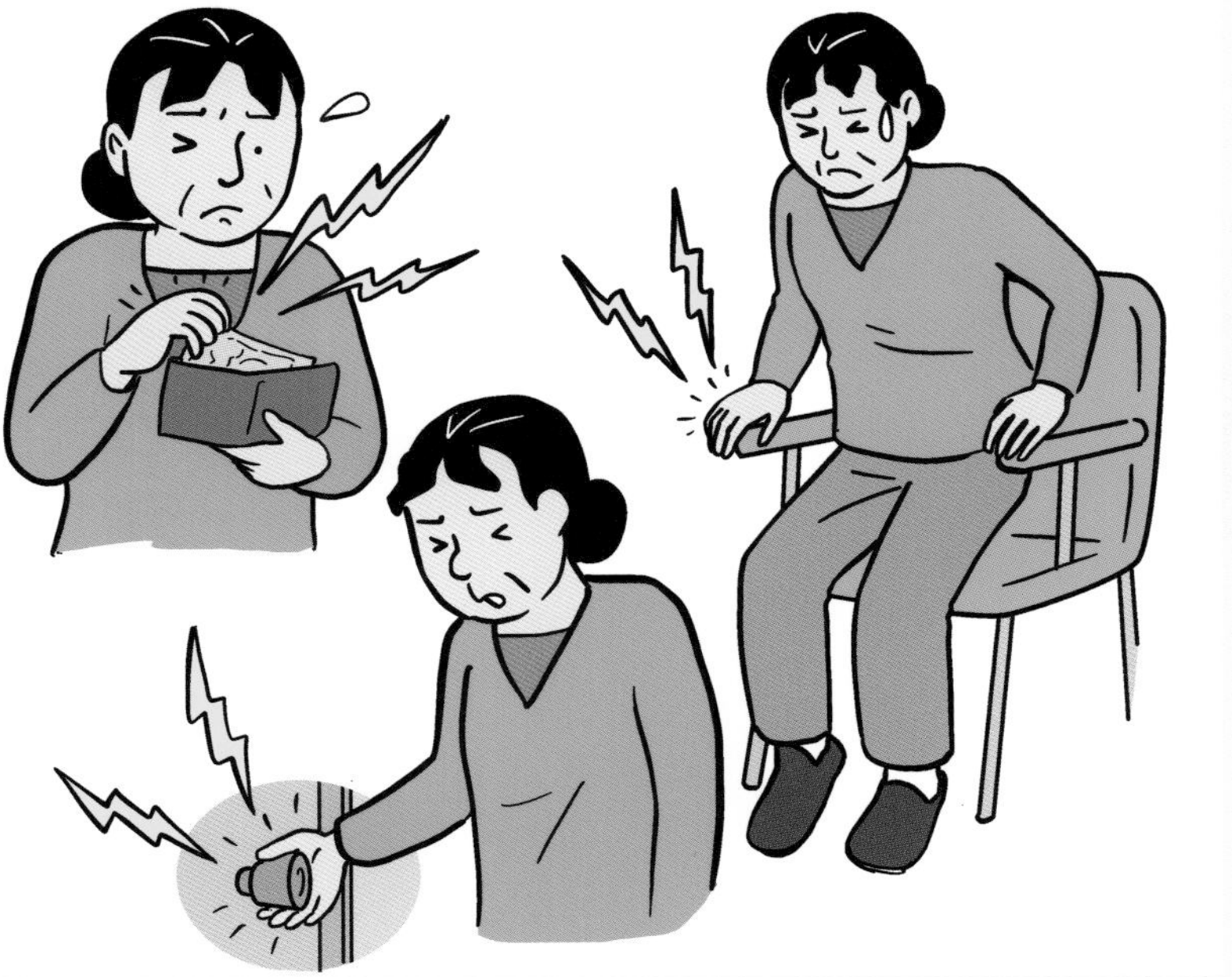

ひじかけに手をつく、ドアノブを回す、紙幣を出すなどのときに手指が痛むと外出がつらくなり閉じこもりの原因になる。

回してドアをあける、財布から紙幣を出すなど、生活のさまざまな場面で不具合が生じます。そうなると、外出や移動がおっくうになって全身の衰えにもつながり、閉じこもりや寝たきりの原因になることも考えられます。

こうしたことから、手指に痛みがあったら、早期のうちに整形外科を受診して適切な治療に取り組むことが大切です。「年のせい」と軽く見られるようであれば、手外科の専門医を受診することをおすすめします。

手指の痛みは女性ホルモンが減少する50代以降の女性に頻発し、料理や洗濯など家事に著しく支障をきたす

私が専門としている手外科は、主に、腕や手、指を専門的に治療する診療科目です。手指に痛みが現れる病気にはさまざまなものがありますが、日々の診療でよく見かけるのは手指の関節の軟骨がすり減ったり骨が変形したりする**ヘバーデン結節**や**ブシャール結節**、**母指CM関節症**です。これら3つの**指の変形性関節症**は、病気の発症のしくみや病態がほぼ共通していて、併発している人も少なくありません。また、手指をスムーズに曲げ伸ばしできなくなる**ばね指**や、親指を伸ばすと手首が痛む**ドケルバン病**といった腱鞘炎《けんしょうえん》、そして、手指の痛みにしびれを伴う**手根管症候群**なども多く見られます。

これらの病気は、年齢・性別を問わず、誰にでも起こる可能性はありますが、中でも目立って多いのが、40代後半から50代の女性です。その理由の一つとして、女性ホルモンの減少が関係しているとの説があります。

エストロゲンと呼ばれる女性ホルモンには、血圧を安定させたり、骨量を維持

年齢による女性ホルモンの分泌の変化

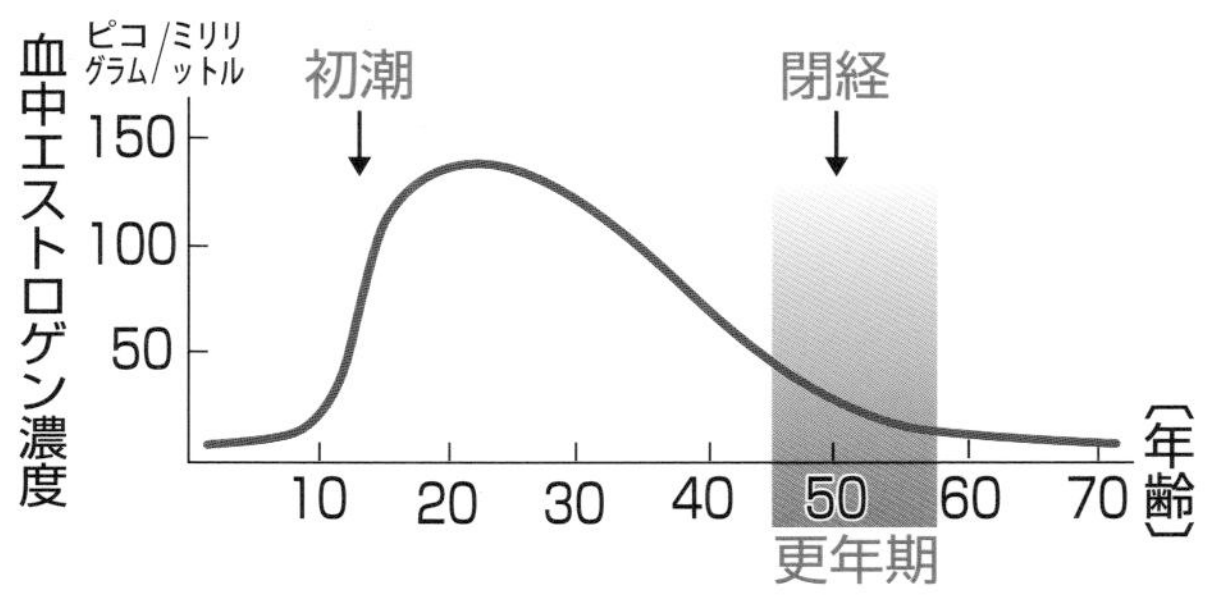

女性ホルモン（エストロゲン）の分泌が減る40代から50代に手指の痛みを訴える女性が多くなる。

したりして心身の健康を保つさまざまな働きがありますが、腱や滑膜《かつまく》（関節を覆う薄い膜）といった関節の組織を保護する作用もあるといわれています。エストロゲンの分泌《ぶんぴつ》量は年齢とともに変化し、20代後半から30代前半をピークとしてその後は徐々に減少しはじめ、45～55歳に閉経が近づき更年期に入ると、急激に減少していきます。

そのため、この年代になると、滑膜がはれるなどのダメージを受け、手指の痛みやしびれ、変形などが多発し、料理や洗濯、掃除など、家事のさまざまな場面で悩む人が増えてくると考えられているのです。

なお、ホルモンバランスが乱れやすい妊娠中や出産後の女性にも、腱鞘炎や手根管症候群による手指の痛み・しびれが起こりやすくなります。この時期に手指の痛みが起こると、赤ちゃんを抱っこしたり、おむつを替えたり、お風呂に入れたりといったことが困難になるので、とても深刻です。

痛む部位やはれ・しびれの現れ方で手指の痛みの原因がわかる！セルフチェックと対処法の一覧

手指の痛みやしびれ、はれ、変形などがあったら、原因となる病気を見極め、症状に応じた治療を受けることが重要です。

そのためには、まず、手指のどの部分が痛むかをチェックしましょう。手指の第１関節が痛むときは手の変形性関節症のへバーデン結節、第２関節が痛むときはブシャール結節、親指のつけ根が痛むときは母指ＣＭ関節症が疑われます。**このとき大切なのが、関節リウマチと見分けることです。関節リウマチでは、第1関節が痛むことはなく、第2関節か第3関節（指のつけ根の関節）に痛みが起こります。また、はれの状態も重要です。第2関節が痛むブシャール結節のはれは硬いものですが、関節リウマチの場合はブヨブヨとした軟らかいはれが伴います。**

このほか、片方の手指ではなく、両方の手指に症状があったり、肩やひざ、股《こ》関節などほかの関節にも痛みがあったりしたら、関節リウマチの可能性が大きくなります。関節リウマチは、正確な診断には血液検査などを行う必要があるため、疑いがある場合はリウマチ内科や膠原病《こうげんびょう》内科で検査を受けることをおすすめします。

そのほか、手指の曲げ伸ばしがスムーズにできず、「カクン、カクン」と引っかかりがあったら、腱鞘炎《けんしょうえん》の一種の「ばね指」が疑われます。さらに、痛みに加えて手にしびれがあったら手根管症候群や肘部管《ちゅうぶかん》症候群が疑われ、薬指から親指にしびれがあったら手根管症候群、小指と薬指に症状があったら肘部管症候群の可能性が高いといえます。

ちなみに、手指にしびれがある場合は、頸《けい》椎《つい》の病気や脳卒中が関係していることもあります。そのため、必ず一度は整形外科を受診して検査を受けてほしいと思います。

次の㌻から、自分の症状の原因がわかるセルフチェックを掲載します。これらは、あくまでも目安なので、気になる症状があれば、整形外科や神経内科を受診し、検査を受けてください。

痛む関節で原因が異なる

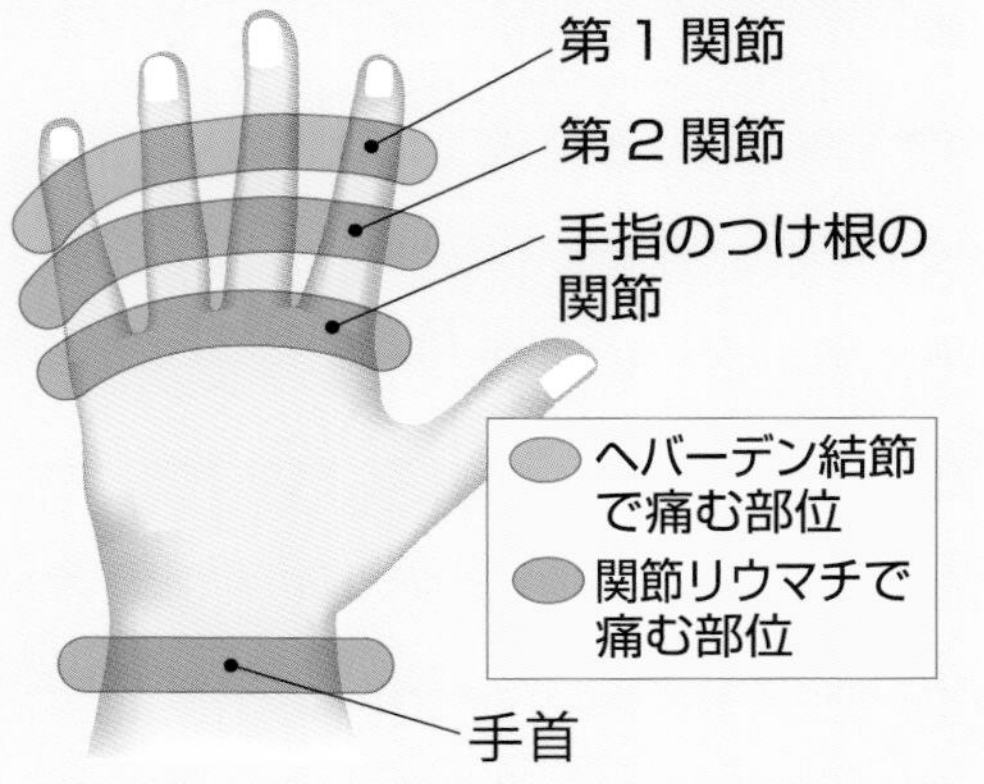

手指の痛みの原因を見極めるには、まずはリウマチと見分けることが大切。

手指の痛みのセルフチェック

自分の手指の症状に近い状態を①〜⑦から選び、該当ページのA〜Gをチェックして、対処法を紹介している章を参照してください。

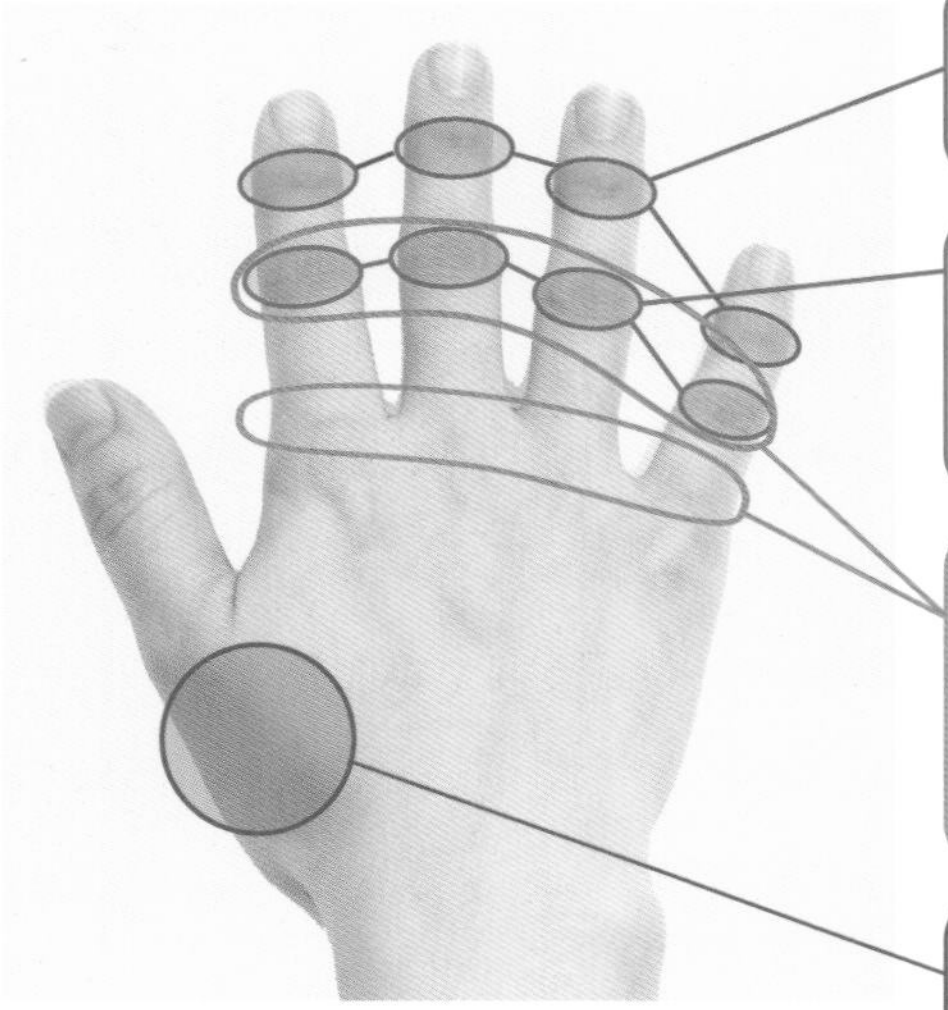

①第１関節に痛みやはれ、変形がある
▶ P17ページのⒶを参照

②第２関節に痛みやはれ、変形があり、はれの状態は硬い
▶ 17ページのⒷを参照

③第２関節か指のつけ根の関節に痛みやはれがあり、はれの状態がブヨブヨしていて軟らかい
▶ 20ページのⒼを参照

④親指のつけ根に痛みやはれがある
▶ 18ページのⒸを参照

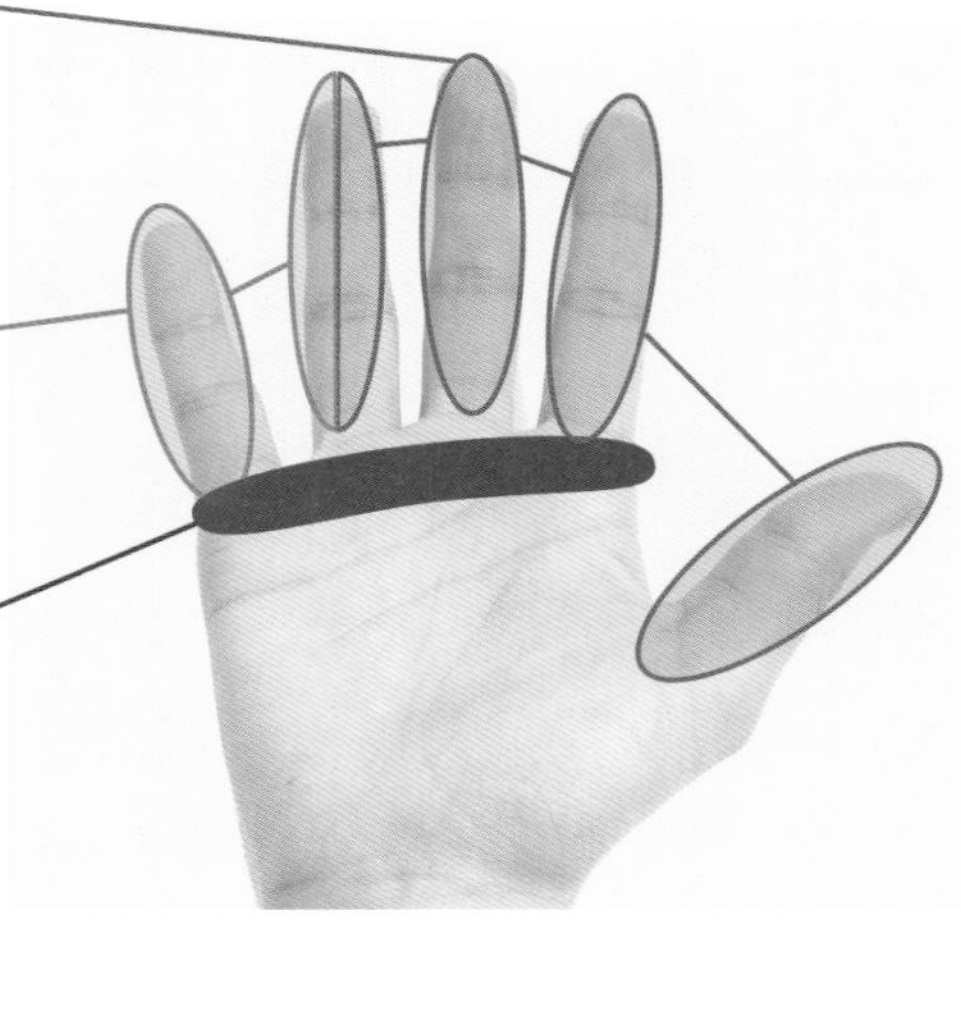

⑤親指から薬指（中指側）にしびれを伴う痛みがある
▶ 19ページのⒺを参照

⑥薬指（小指側）と小指にしびれを伴う痛みがある
▶ 19ページのⒻを参照

⑦指を曲げたときにカクンと引っかかり、手のひら側の指のつけ根を押すと痛む
▶ 18ページのⒹを参照

手指の痛みを招く主な病気

Ⓐ 指の第１関節に痛みやはれ、変形がある人は

ヘバーデン結節

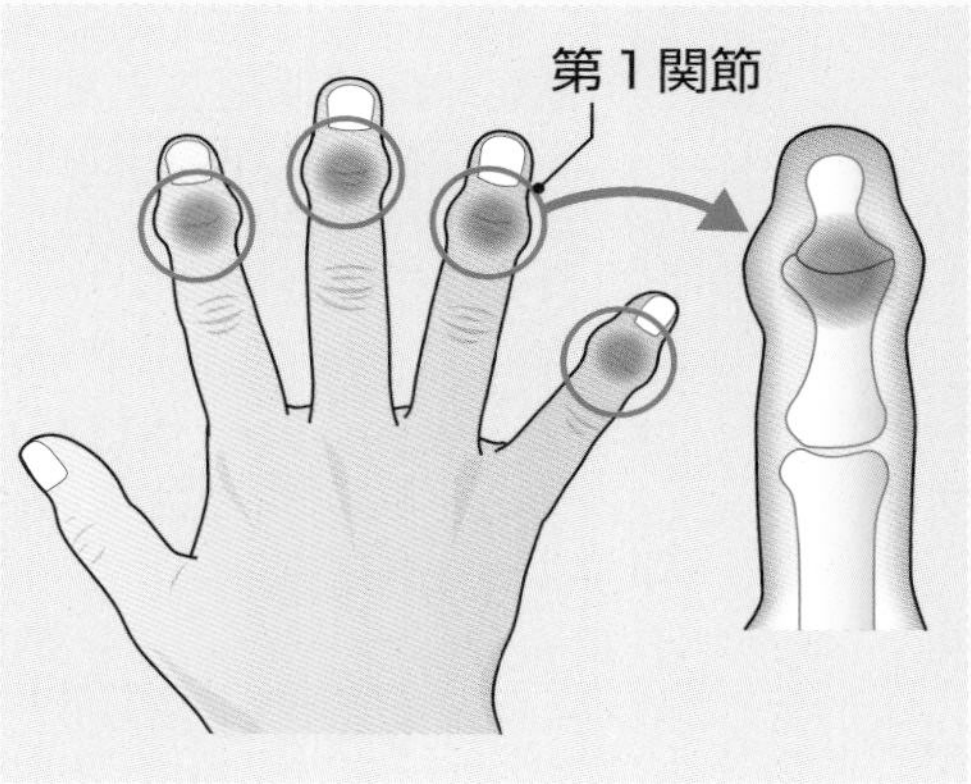

指の第１関節に起こる変形性関節症。進行すると関節内の軟骨がすり減って、骨棘ができたりコブができたりする。

対処法

▶ １分指エクサ　くわしくは 第１章へGO！

▶ 10 秒神経マッサージ　くわしくは 第２章へGO！

Ⓑ指の第２関節に痛みやはれ、変形がある人は

ブシャール結節

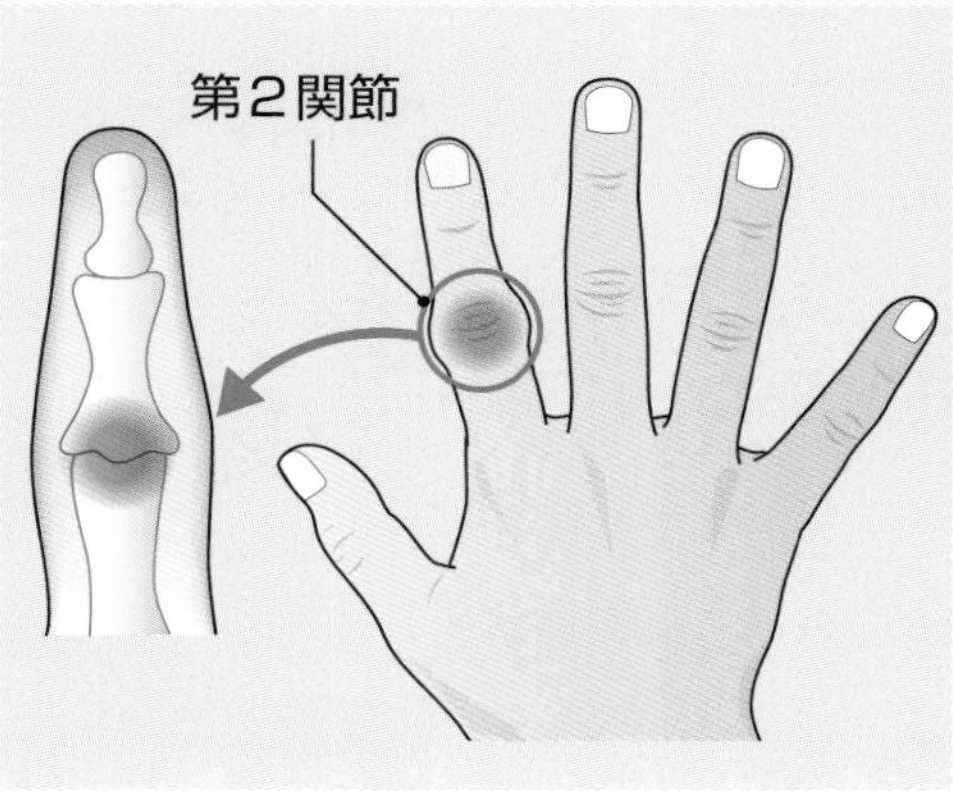

ヘバーデン結節とほぼ同じ症状が指の第２関節に現れる指の変形性関節症。ヘバーデン結節と併発する場合もある。

対処法

▶ １分指エクサ　くわしくは 第１章へGO！

▶ 10 秒神経マッサージ　くわしくは 第２章へGO！

手指の痛みを招く病気

Ⓒ 親指のつけ根に痛みやはれがある人は

母指CM関節症

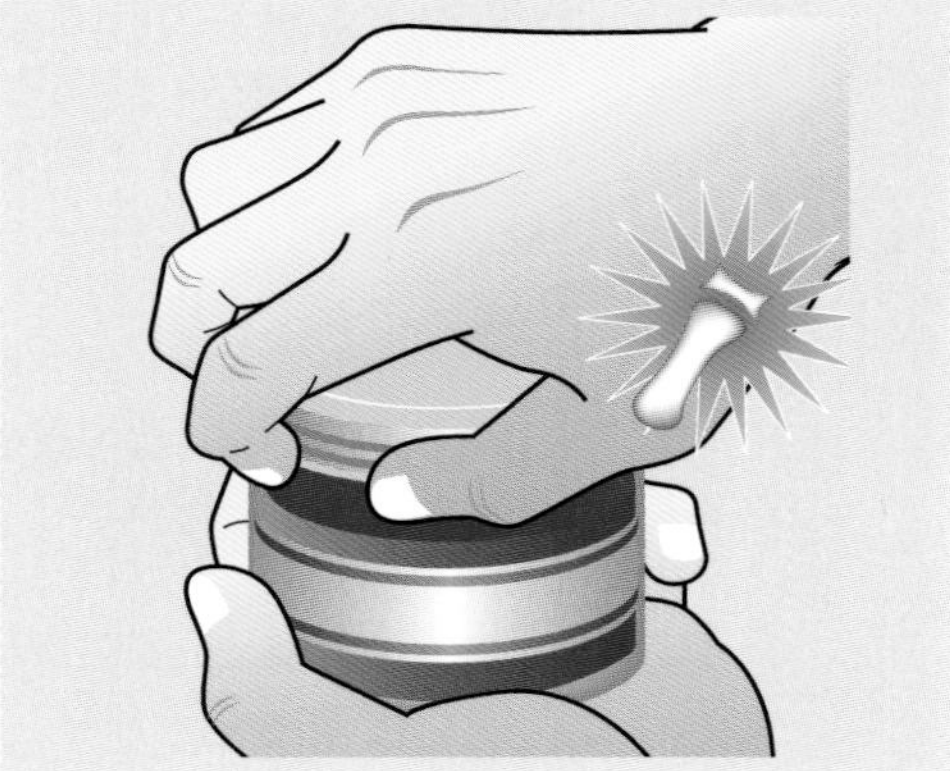

親指のつけ根にある母指CM関節に起こる変形性関節症。ビンのフタなどをあけるときに、特に強く痛むのが特徴。

対処法

▶ 1分指エクサ
くわしくは 第1章へGO！

▶ 10秒神経マッサージ
くわしくは 第2章へGO！

Ⓓ 指のつけ根を押すと痛み、ばね現象がある人は

ばね指

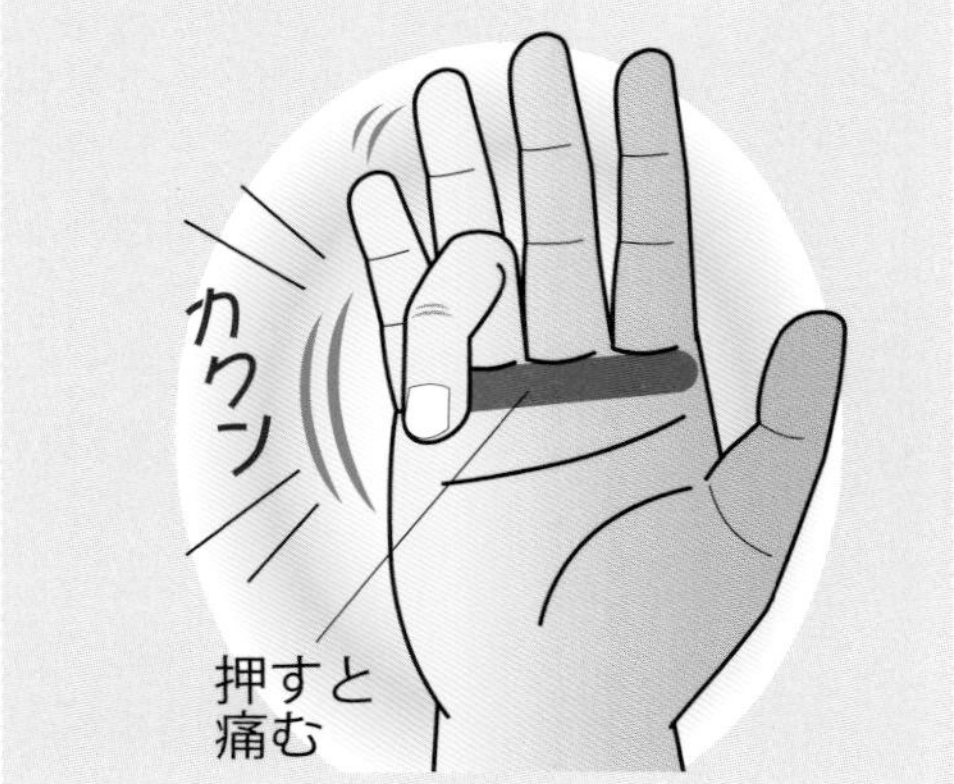

指を曲げ伸ばしするための腱と、腱が通るトンネル状の腱鞘に炎症が起こる腱鞘炎で、腱が腱鞘をスムーズに通れなくなり、指を曲げるさいに引っかかる「ばね現象」が起こる。

対処法

▶ 1本指ストレッチ
▶ ブロックつかみ
くわしくは 第4章へGO！

しびれを伴う手指の痛みを招く病気

Ⓔ 親指から薬指（中指側）にかけてしびれる人は

手根管症候群

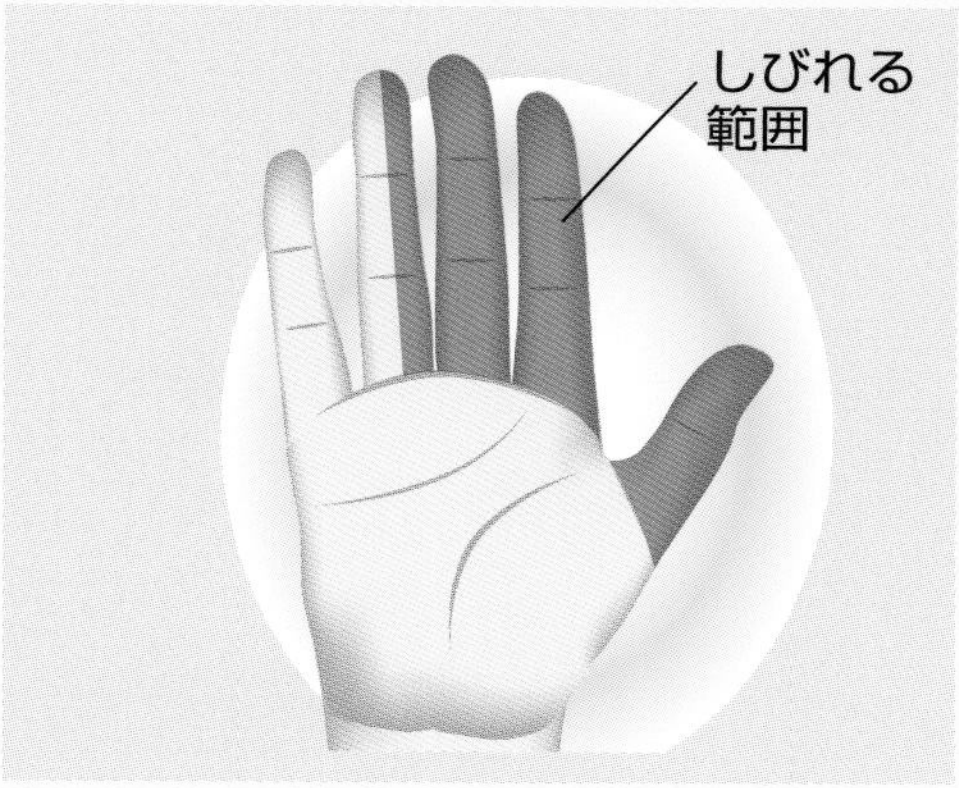

親指から薬指にかけてつながる正中神経が手首の手根管というトンネルで圧迫されることで起こる。悪化すると親指のつけ根の筋肉がやせ、物をつかむ力が衰える。

対処法

- ▶指反らしグーパー
- ▶腕伸ばし

くわしくは 第3章へGO！

Ⓕ 小指と薬指（小指側）がしびれる人は

肘部管症候群

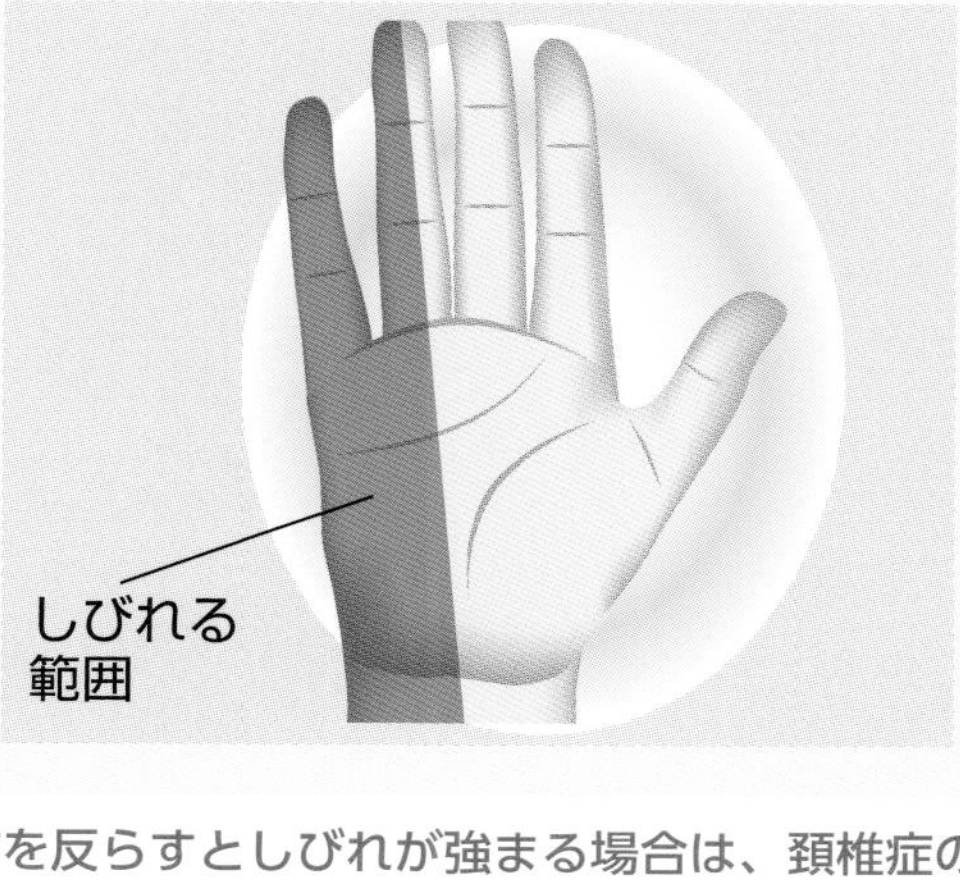

ひじから小指・薬指へとつながる尺骨神経が肘部管で圧迫され、痛み・しびれ・マヒが起こる。小指側の筋力がやせて手指の変形が起こる。

対処法

- ▶壁押しエクサ
- ▶手首起こし型腕伸ばし

くわしくは 第3章へGO！

首を反らすとしびれが強まる場合は、頸椎症の可能性がある。

関節リウマチ

Ⓖ 指の第２関節やつけ根の関節が痛み、ブヨブヨしたはれを伴う人は

関節リウマチ

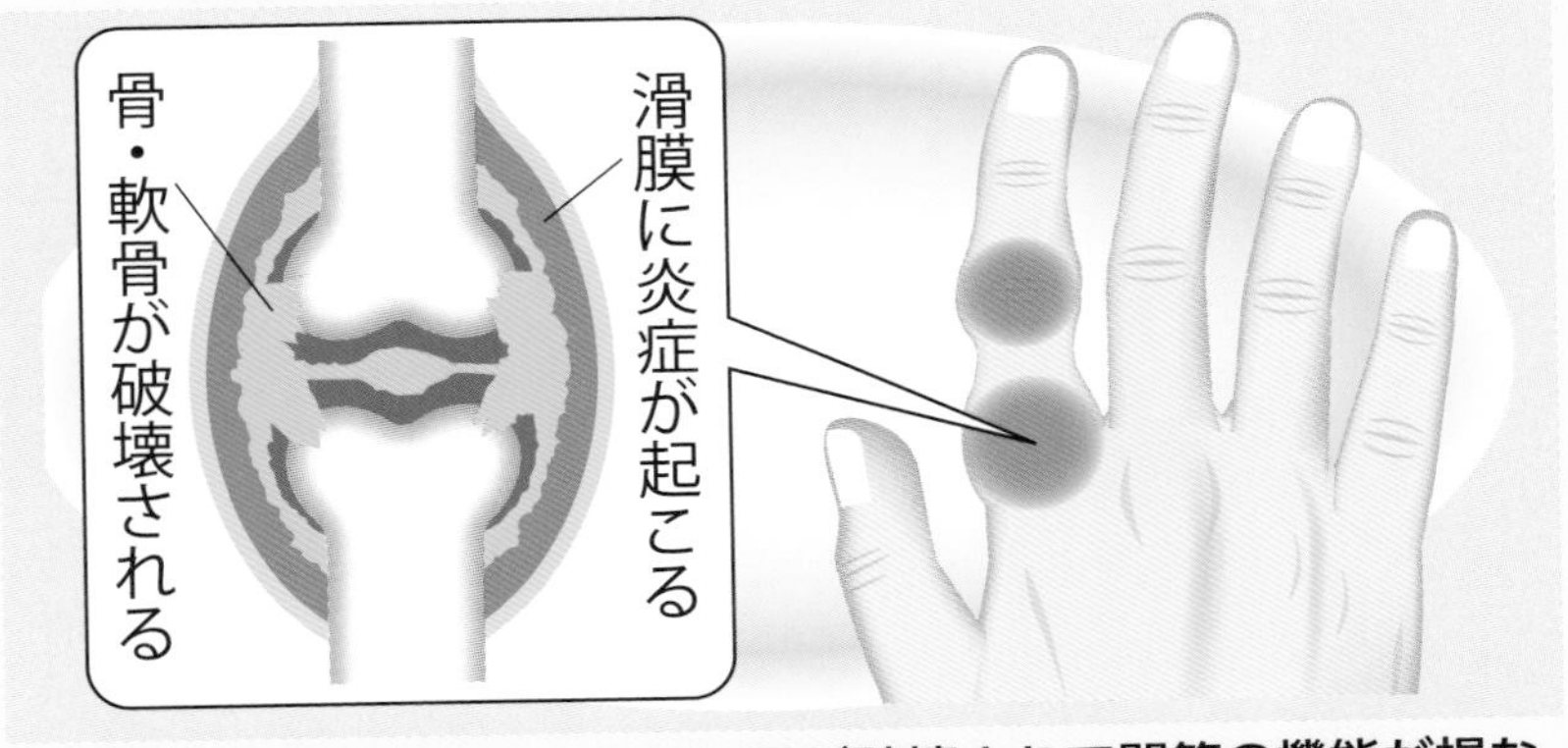

関節が炎症を起こし、軟骨や骨が破壊されて関節の機能が損なわれ、やがて関節が変形してしまう病気。自己免疫疾患の一種で、免疫の働きに異常が生じたために起こると考えられている。手の第２関節、指のつけ根の関節、手首に症状が出るのが特徴で、ブヨブヨとしたはれを伴う。

こんな症状もあったら可能性が高い

- 朝の起床時に手指にこわばりがある
- 左右の関節で同時に症状が生じる
- 手指や手首でけでなく、肩、ひじ、ひざなどの関節にも症状がある
- 微熱がある
- 食欲がない
- 体がだるい
- 今までつけていた指輪が入らなくなった

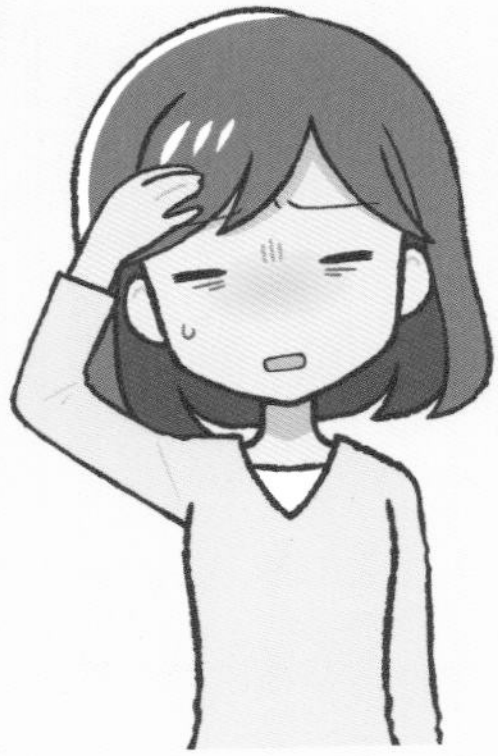

対処法

▶ゆっくり指エクサ

くわしくは 第５章へGO！

第1章

指の痛みに変形・はれも伴うヘバーデン結節など手指の関節症に効く！痛みが和らぎ生活がらくになる【1分指エクサ】

京都大学医学部附属病院
リハビリテーション科准教授
池口良輔

手指の第1関節が痛めば高齢者の8割以上が悩む手指の関節症「ヘバーデン結節」の疑い大

近年、中高年の女性を中心に「ヘバーデン結節」に悩む人が増えています。ヘバーデン結節とは、手指の第1関節に痛みやはれが起こり、指の変形を招く病気です。結節とはコブのことで、この病気を最初に報告した英国のウィリアム・ヘバーデン医師にちなんで命名されました。

そもそも、健康な手指の関節には骨と骨の間に軟骨があり、骨どうしがぶつからないようにクッションのような役割を果たしています。なんらかの原因で指の第1関節の軟骨がすり減ってクッションの役割が不十分になると、関節に負担がかかって炎症が起こり、痛みやはれが現れます。そして、軟骨のすり減りが進行して骨と骨がぶつかるようになると、骨が割れてトゲのようになる骨棘《こつきょく》ができて強く痛むようになったり、骨が横に傾いたりして変形していきます。その結果、第1関節の左右にコブ（結節）ができたり、爪のつけ根付近に水ぶくれ（粘液嚢《のう》腫《しゅ》）ができたりするのです。

ヘバーデン結節の症状と進行

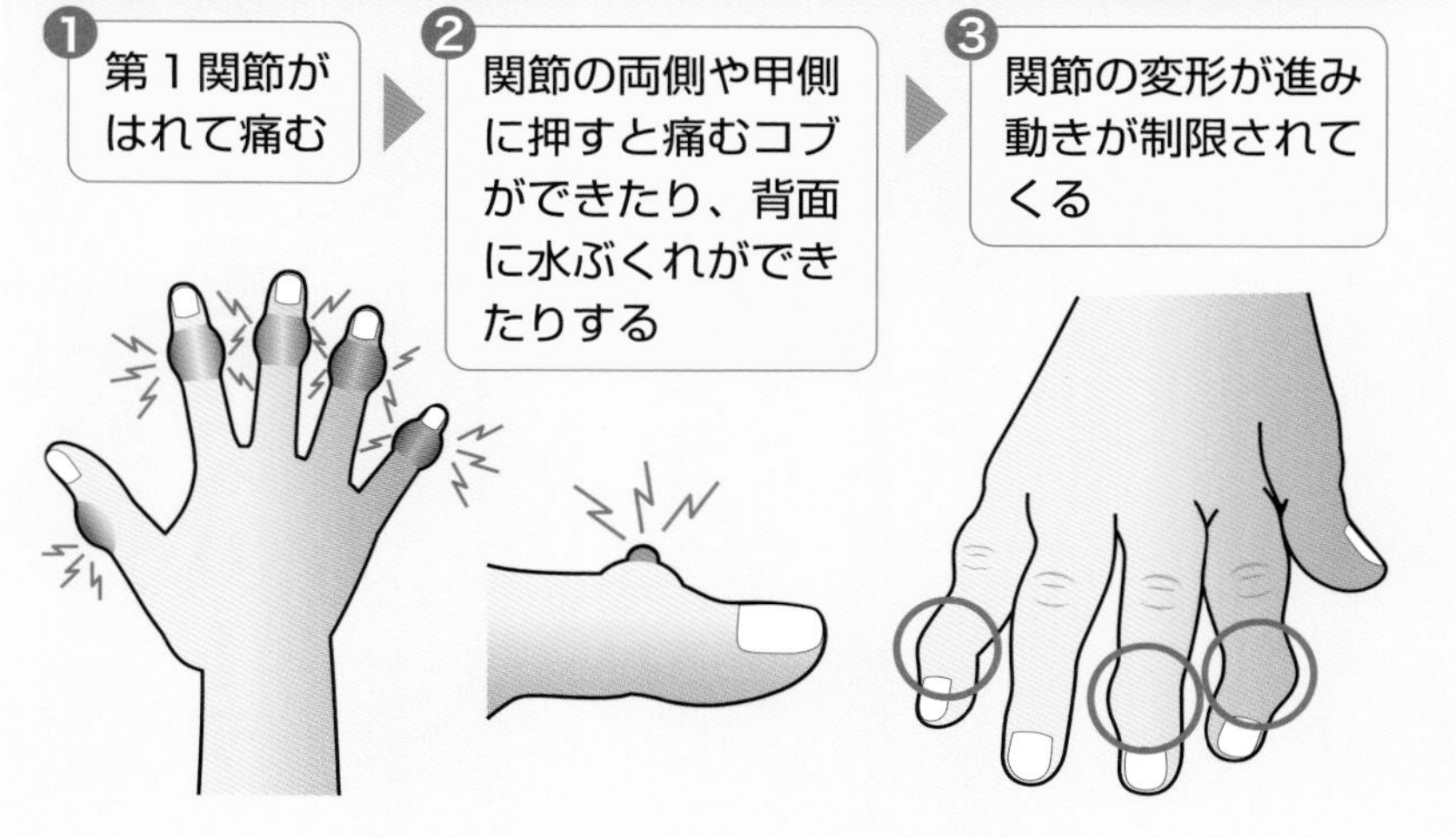
1 第１関節が はれて痛む
2 関節の両側や甲側に押すと痛むコブができたり、背面に水ぶくれができたりする
3 関節の変形が進み動きが制限されてくる

症状が現れやすいのは人さし指、中指、薬指、小指の４本ですが、まれに親指にも起こるケースがあり、症状の程度も人によりさまざまです。

こうした症状が、第２関節に起こるとブシャール結節、親指のつけ根の関節に現れると母指CM関節症と呼ばれます。このうち、母指CM関節症は、親指のつけ根が痛み、ビンのフタをあけにくくなるのが特徴です。

近年、和歌山県と東京都で行われた大規模な疫学調査の結果では、**軽症も含めると65歳以上の日本人の実に約91%に手指の変形があることが報告されています。そのうちヘバーデン結節は85・5%、ブシャール結節は57・5%、母指CM関節症は50・2%に認められており、こうした指の変形性関節症は、まさに隠れた国民病であることがわかります。**

ヘバーデン結節は放置すれば手指の変形まで招き、鎮痛薬や湿布の対症療法だけでは不十分

ヘバーデン結節をはじめとした指の変形性関節症は、その原因についてくわしくは解明されておらず、さまざまな要因が複合的に重なって起こりやすくなるといわれています。

例えば、患者さんの大半が女性で、40代以降に多発することから、軟骨の柔軟性を保つ女性ホルモンの分泌《ぶんぴつ》の減少が一因になっているという説があります（12～13ページの記事を参照）。また、指に負担がかかる仕事を長年続けてきた人にも多く見られるので、手の酷使が影響しているともいわれています。このほか、母親や祖母がヘバーデン結節を発症した人は、そうでない人よりもリスクが高い傾向があり、遺伝的な要因も指摘されています。対処が遅れて病状が進行すると、物を握ったりつまんだりするのが難しくなり、ペットボトルのフタや缶のプルタブがあけられなくなるなど、日常生活にさまざまな支障をきたします。また、変形が進んで固定されると、炎症が治まって痛みやはれは軽くなるものの、指は曲が

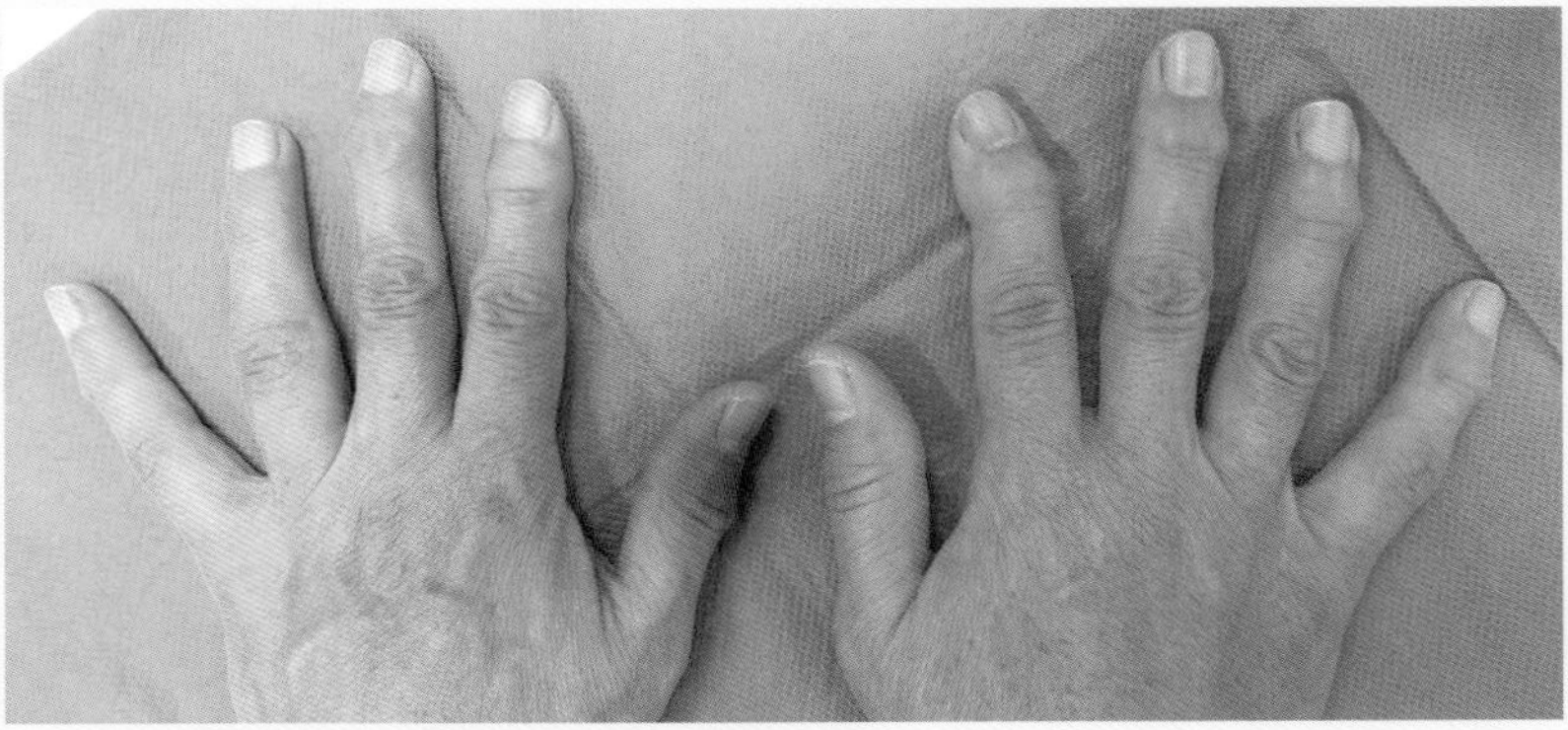

ヘバーデン結節で変形した手指。

ったままゴツゴツと硬くなります。その結果、指の動きが制限され、指をまっすぐに伸ばせなくなります。

こうしたことから、手指に痛みやはれが現れたら、速やかに整形外科や手外科を受診して検査を受け、病名を明らかにすることが大切です。エックス線検査を受け、軟骨がすり減って第1関節のすきまが狭くなっていたり、骨棘《こつきょく》（変形によって生じる骨のトゲ）が認められたりするとヘバーデン結節と診断されます。

治療では、手指の痛みやはれが強い時期には湿布薬やぬり薬の消炎鎮痛薬が処方され、炎症を抑えるために関節にステロイド薬を注射することもあります。

ただし、こうした薬物療法は痛みやはれを抑える対症療法です。**症状が治まっても、徐々に手指の筋力が衰え変形が進み、手指の動きが制限される恐れがあります。そのため、無理のない範囲で手指を動かし、可動域を維持することが重要です。**

ヘバーデン結節のセルフケアは第1にテーピングで関節を保護し、手指の負担を減らすのが重要

ヘバーデン結節の治療では、まず、痛みや炎症を抑えるための保存療法（手術以外の治療法）を行うのが基本です。具体的には鎮痛薬や湿布などの薬物療法、温熱療法、装具療法などを行います。

保存療法を続けても症状が治まらないときには、骨の一部を削って骨どうしをくっつけて関節を固定する手術（関節固定術）が検討されることもあります。関節固定術を受けると骨がぐらつかなくなり、痛みや変形は改善しますが、手術後、指が使えるようになるまで3ヵ月程度かかり、指を固定するので第1関節が曲がらなくなる点は留意が必要です。また、指に水ぶくれ（粘液嚢腫《のうしゅ》）がある場合は、水ぶくれの袋を切除する手術を行うこともあります。

ヘバーデン結節を発症したら、日常生活では手指の使いすぎを控えて指の負担を減らすべきですが、安静にしすぎるのも問題です。というのも、過度に安静にしていると、手指の筋力が衰えて関節の動きが制限されるばかりか、血流も悪化

テーピングなどで指の負担を減らすのが大切

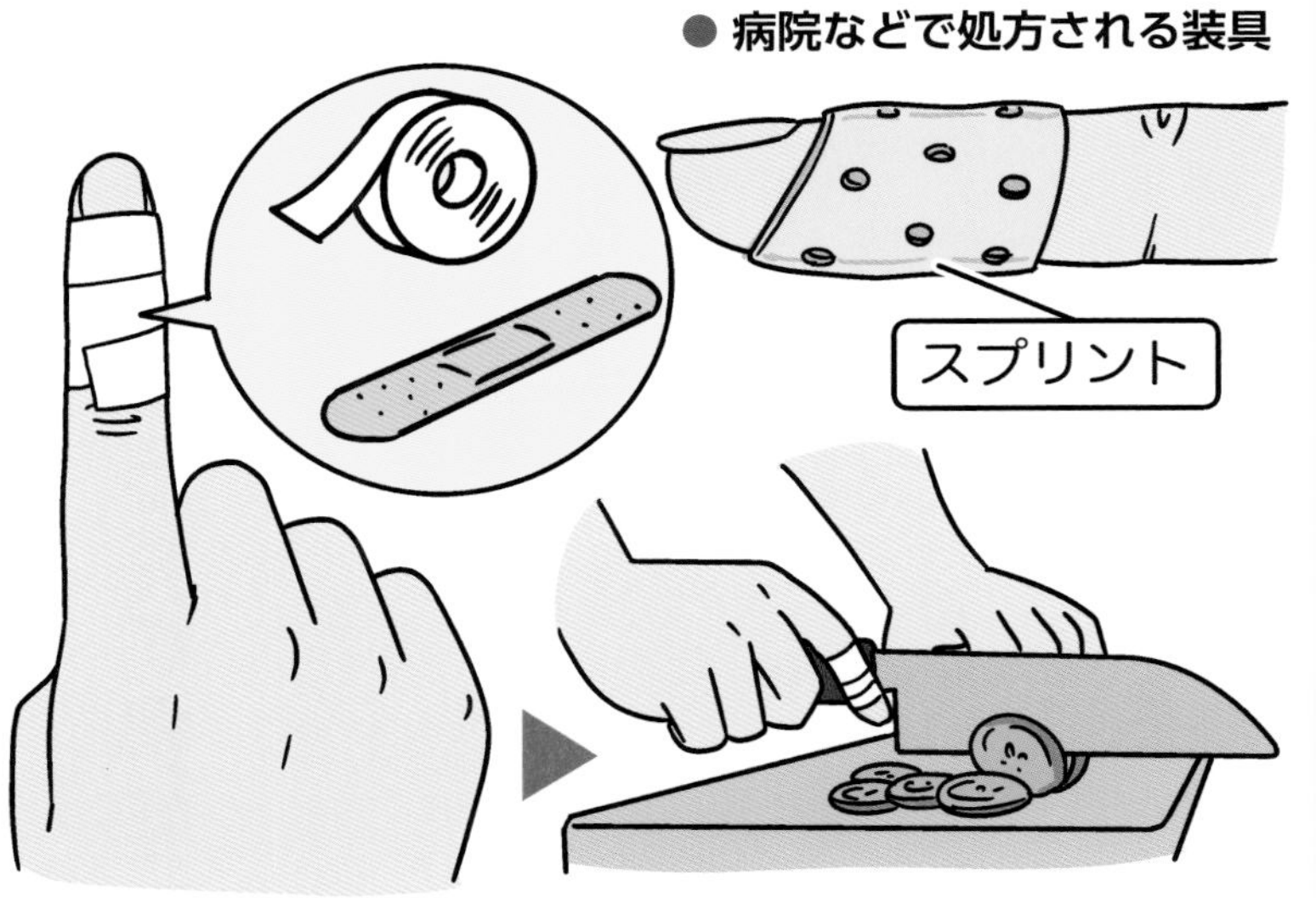

第1関節を医療用テープやばんそうこうで巻き、関節を固定して痛みのない範囲で家事をするだけでも、関節の負担を減らせる。

して痛みやはれの改善が難しくなるためです。

指の負担を減らすには、第1関節にテーピングをしたり、装具を装着したりして、関節を固定・保護することが有効です。市販のばんそうこうや医療用テープを第1関節の周囲に巻いて固定するだけでも、関節を保護する効果が得られます。そのうえで、痛みの出ない範囲で家事や仕事などを続けることが大切です。

ちなみに、ブシャール結節では第2関節、母指CM関節症では親指のつけ根の関節を固定・保護します。

「手紙を書く」「ペットボトルをあける」など、手指の負担を減らし痛みなく生活するコツ

私が勤める京都大学医学部附属病院リハビリテーション科では、ヘバーデン結節などの指の変形性関節症の患者さんに、日常生活で手指の負担をさけつつ、家事や仕事を続けるコツも指導しています。私たちは、生活のさまざまな場面で指先に負担をかけていますが、自分に合った方法で家事や仕事を続けることが、手指の衰えを防ぐことにつながるからです。

まず、手指に負担がかかりやすいのは、ペンや鉛筆などの筆記具で文字を書くときです。

ペンや鉛筆で文字を書くときは指先が曲がり第1関節に負担がかかります。そのため、**筆記具はできるだけグリップ（持ち手）の太いものを使うといいでしょう。細い筆記具を使う場合は、布や薄いスポンジを巻いたり、市販のグリップの補助器具を利用したりするのがおすすめです。同じ理由で、箸《はし》やスプーン、フォークといった食器も、グリップの太いものを利用すると指先の負担を減らせます。**

ペンや鉛筆を使うときの注意点

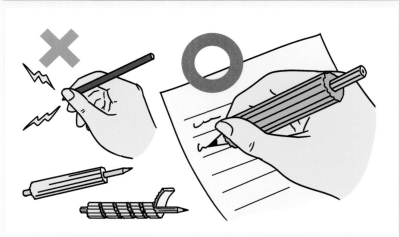

ペンや鉛筆などの筆記具は持ち手の太いものを使う。布や薄いスポンジ、市販の補助器具を巻いて持ち手を太くするのもいい。

包丁も、グリップが太いものを使いましょう。包丁を使うときは、特にカボチャやダイコンのような硬い食材を切るときに手指に負担がかかりますが、そうしたときは**包丁の刃先の峰に反対の手のひらを置いて体重をかけて両手で一気に切ることがコツです。また、食材を電子レンジで加熱して少し軟らかくしてから切るのもいいでしょう。**野菜や果物の皮をむくときに、包丁ではなくピーラーを使うのもいい方法です。

また、悩む人が多いのが、指先に力を入れてタオルや雑巾《ぞうきん》などを絞る動作です。こうした動作で痛みを防ぐには、指の第1関節を伸ばした状態で手のひら全体を使って絞るのがコツです。

ペットボトルのフタをあけるときのコツ

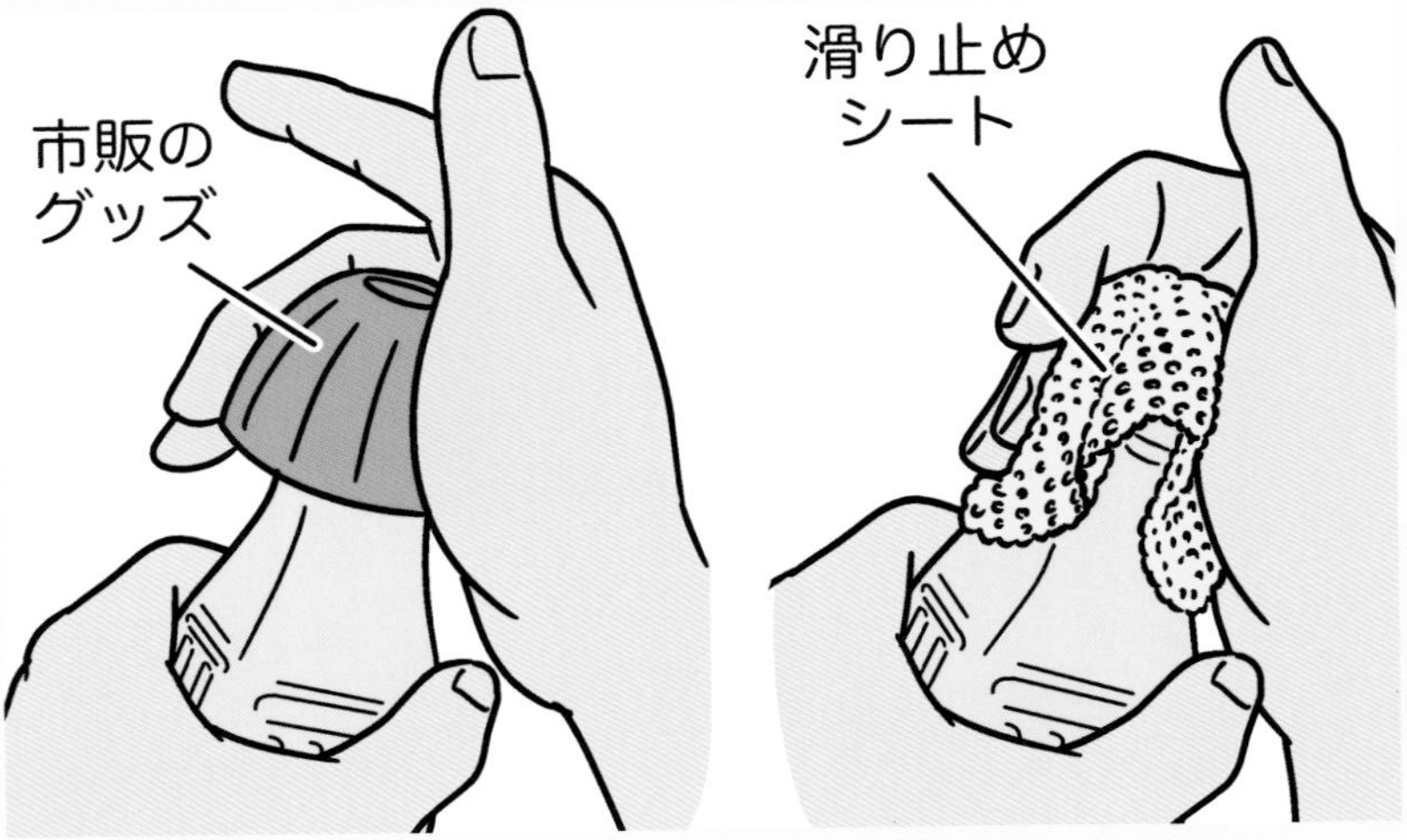

指先を極力使わず手のひらを使ってあける。市販のキャップをあける補助具や、滑り止めシートを巻くなどしてあけるといい。

ペットボトルのフタをあけるときも、指先を使うのをさけ、同じ要領で手のひらを使ってあけるようにします。このとき、市販の滑り止めシートを当てたり、市販のペットボトルの開栓グッズを利用したりすると、フタをあけやすくなります。

手指の負担を減らすには、道具を上手に使うことも大切です。みなさんの中にも裁縫をする人がいると思いますが、手縫いはさけ、無理をせずにミシンを使ってください。お菓子の袋などは手であけず、ハサミを使うことをおすすめします。

入浴時に指を立てて髪を洗うのも、手指に負担がかかるので、市販のシャンプーブラシを使うといいでしょう。読書をするときは、市販のブックホルダーなど

さまざまな場面で便利な道具を使おう

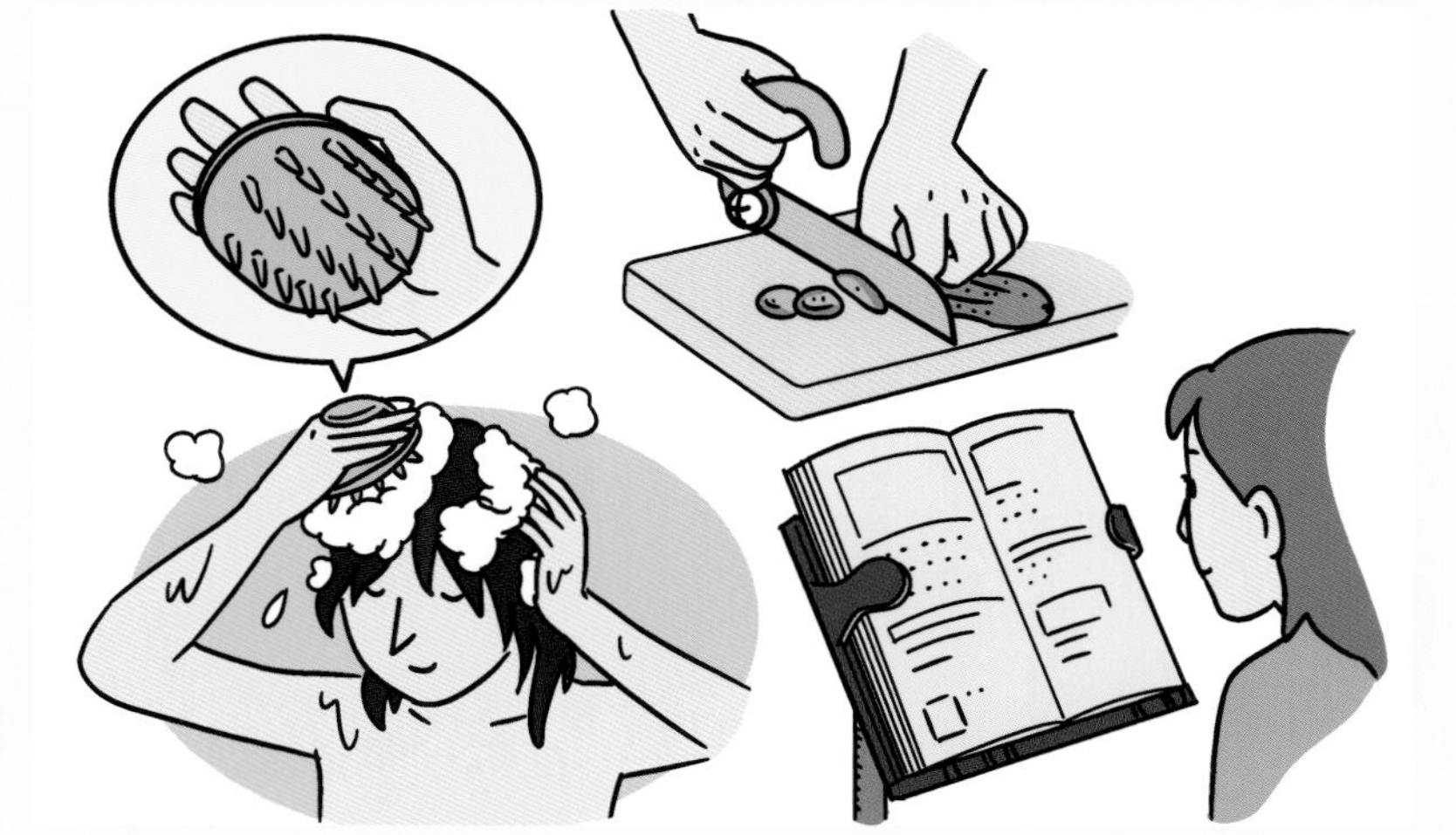

洗髪のさいはシャンプーブラシが、読書のときはブックホルダーが便利。また、自助具を使うなどして、手指の負担を減らすといい。

を使うと、指の負担を最小限にすることができます。

困る人が多いのが、洗濯ばさみで衣類を干したり、爪を切ったりするときなどの「つまむ動作」です。軽い力で使える洗濯ばさみや、爪切りなども市販されているので、そうしたグッズを探すのもいい方法です。

関節リウマチの患者さんの中には、手指を使うのがらくになる自助具を利用する人がいますが、その中にはヘバーデン結節など指の変形性関節症の人にも使いやすいものがあります。自助具は介護用品店やインターネットなどで市販されているので、便利なものがあったら利用するといいでしょう。

第2に手指の関節を多方向から刺激し可動域を広げて血流も増やす「1分指エクサ」を行え

ヘバーデン結節の悪化を防いだり、痛みやはれの改善を促したりするには、適度に手指を動かすことが重要です。そこで、当院では、保存療法とともに手指を動かす体操（本書では「1分指エクサ」と称す）を指導しています。

1分指エクサは、手指を適度に曲げ伸ばすなどして関節を刺激する簡単な体操です。手指の筋力を強めて関節の可動域を広げ、関節の衰えを防ぎ柔軟性や安定性を高める効果が期待できます。また、手指の血流が活発になって痛みやはれも改善しやすくなり、変形を防ぐことにもつながります。

実際に、ヘバーデン結節をはじめとする指の変形性関節症に対する手指の運動の有効性は、海外の研究論文にもまとめられています。

例えば、アレクサンドラ・スタム博士らの研究グループは、2002年に指の変形性関節症を発症した40人の患者さんを2つのグループに分け、一方には運動と手指の負担を減らす生活指導を、もう一方には病気の説明のみを行い、3ヵ月

1分指エクサの効果

①手指の筋力を強めて関節の安定性を高める

②手指の可動域を広げて関節の柔軟性を高める

③手指の血流を増やして痛みの改善を促す

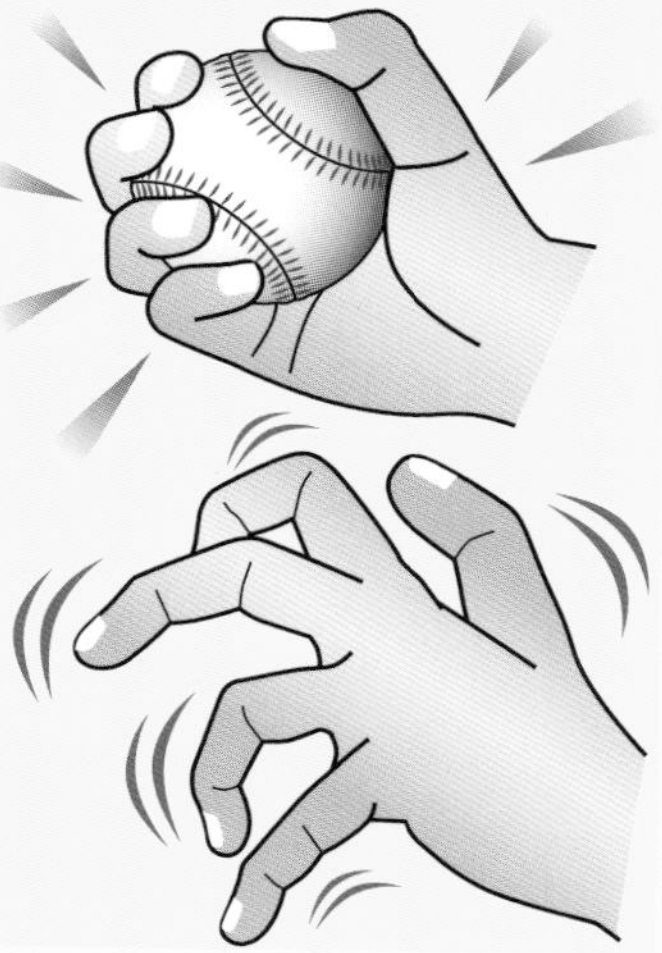

間、対象者の握力や日常生活動作の不自由度(HAQ)、痛みのレベル(VAS)の変化を調べる研究を行いました。その結果、エクササイズと手指の負担を減らす指導を受けたグループのほうが、有意に握力や痛み、生活動作の改善が認められたことが報告されたのです。

当院の指の変形性関節症の患者さんも1分指エクサを続けた結果、握力や痛みを感じる数値が改善し、「指の痛みやはれが和らいだ」という人がたくさんいます。ちなみに、1分指エクサは手術後のリハビリテーション(機能回復訓練)としても有効です。

ただし、一度変形した手指をもとの状態に戻すことはできないので、この点は留意してください。

※ VASとは1～10で主観的な痛みの強さを示す指標。

1分指エクサは母指関節症などほかの手指の関節症にも効き、痛み軽減や握力アップに役立つ

当院でヘバーデン結節の患者さんに指導している1分指エクサは、指を曲げ伸ばしするなどして関節を刺激するだけの簡単な体操です。体操は8種類あり、ヘバーデン結節だけでなく、第2関節が痛むブシャール結節や親指のつけ根が痛む母指CM関節症の痛みの軽減や握力アップにも役立ちます。

第1関節と第2関節を刺激する「①関節プッシュ」「②指先合わせ」「③手のひら開き」「④手のひら押圧」「⑤グリップエクサ」といった体操は特にヘバーデン結節とブシャール結節に、「⑥親指伸ばし」「⑦ゴムバンドエクサ」「⑧スポンジ握り」は母指CM関節症に有効です。

最初のうちは、それぞれ自分の悩みに対応した体操を1日1～2種、朝・昼・晩の1日3回行うだけでかまいません。慣れてきたら行う体操の種類や回数を増やし、1日に10回行うことが理想です。痛みやはれなどの症状が出ている手を刺激するのが基本ですが、手の機能を維持するという観点から見ると、両手とも行

ってもいいでしょう。

1分指エクサを行うときは、力を入れすぎず、一つひとつの動作をゆっくり行うことがコツです。効果を高めるには、入浴後やぬるま湯で手を温めたあとなど体が温まったときに行ってください。冷房が効いている夏の時期や、水仕事のあとなど手が冷えた状態だと、血流が低下して効果が得られにくいのでおすすめできません。

また、手指に強い痛みやはれ、熱があるときは行わないようにしてください。体操をしている最中に強く痛むようであれば、中止しましょう。

1分指エクサのポイント

- 8種ある体操のうち1～2種を朝・昼・夜に行うことから始め、慣れてきたら徐々に行う種類や回数を増やしていく。
- 入浴後など体が温まったときに行うといい。
- 1つひとつの動作をゆっくりと行う。

次の㌻から、1分指エクサのやり方を図入りで紹介していきます。

私たちは、思っている以上に日々の生活で指を使っています。指を自由に使えなくなると生活の質に悪影響を及ぼし、生活のさまざまな場面で不調が生じます。手指の不調に気づいたら、早めにセルフケアや1分指エクサを実践して、指の健康を保つようにしてほしいと思います。

ヘバーデン結節とブシャール結節に効く

関節プッシュ

1セット1分

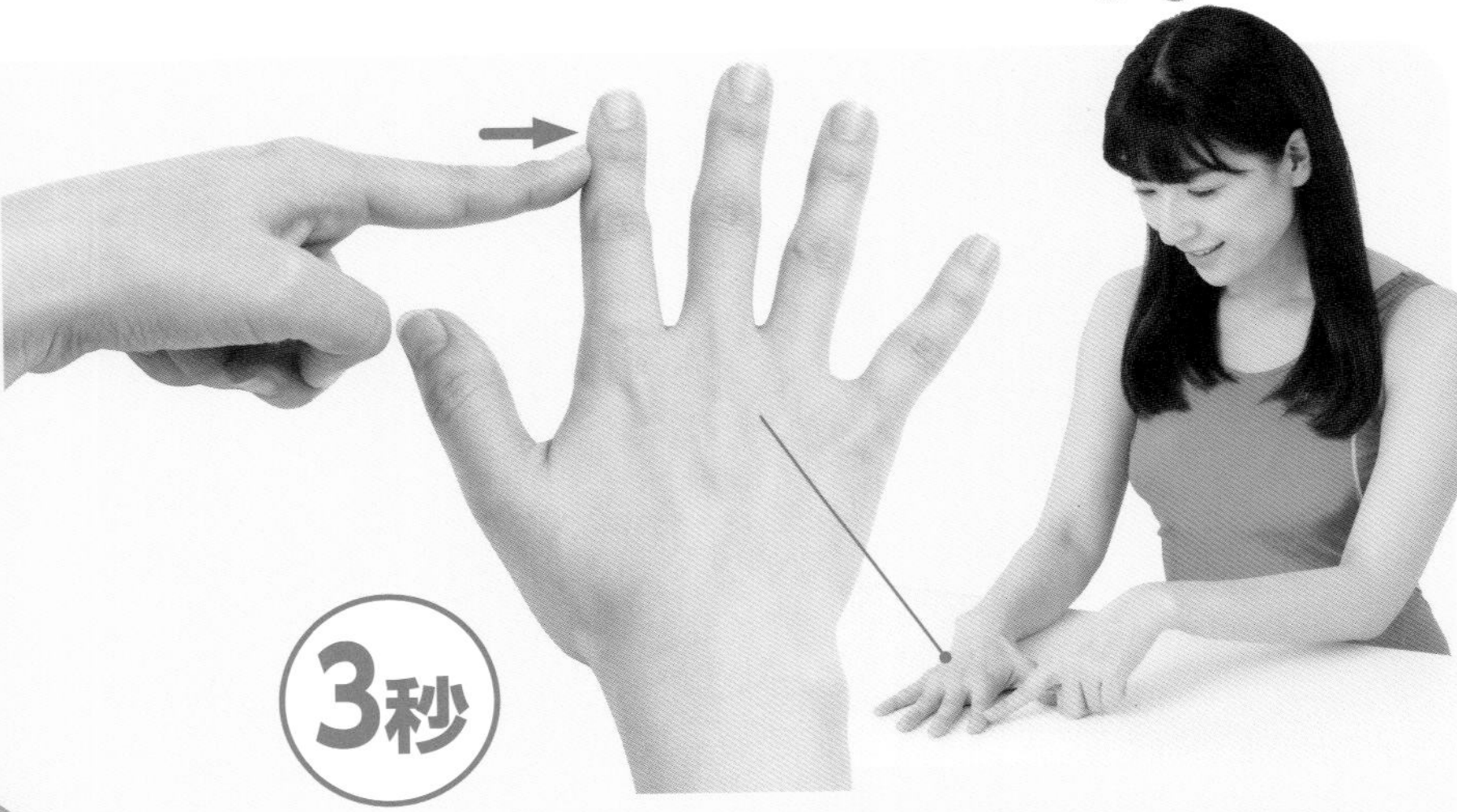

❶　テーブルなど平らな台に手のひらをつけ、反対の手の人さし指で、人さし指の第１関節を親指側から３秒間押す。

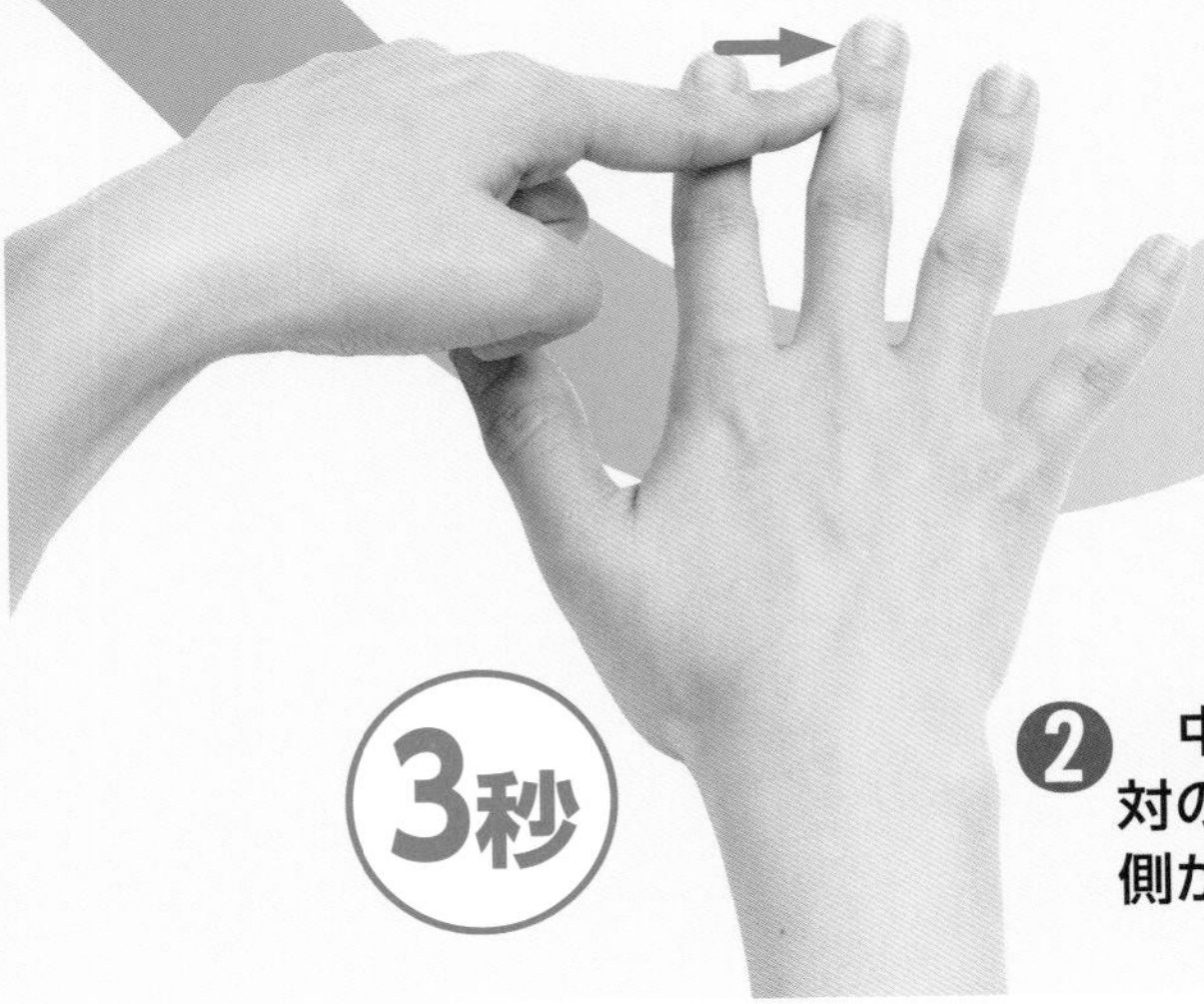

❷　中指の第1関節を、反対の手の人さし指で親指側から３秒間押す。

体操の効果 指の関節の筋肉を刺激して血流を促し、関節の柔軟性を高める。

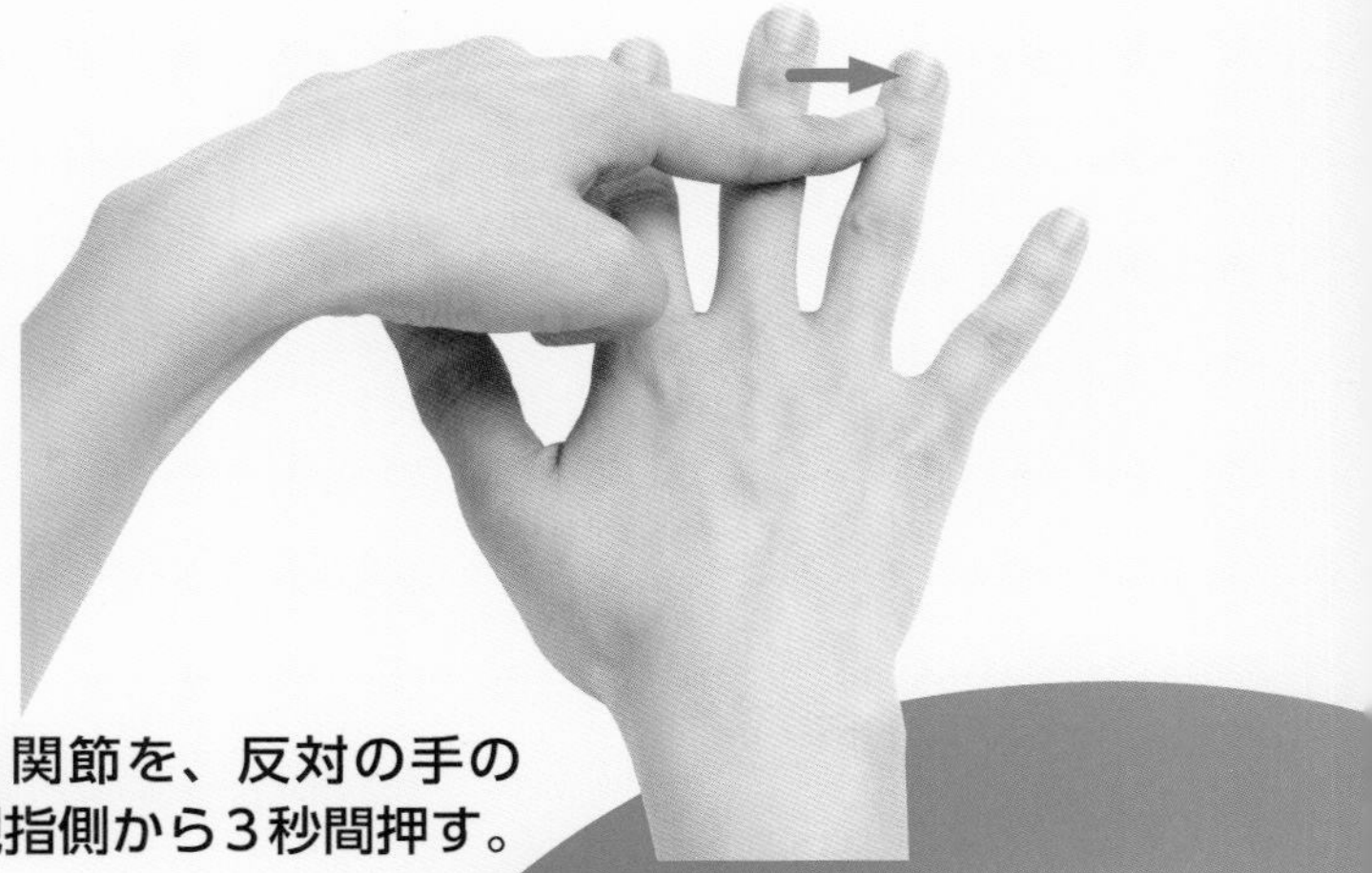

3秒

❸ 薬指の第1関節を、反対の手の人さし指で親指側から3秒間押す。

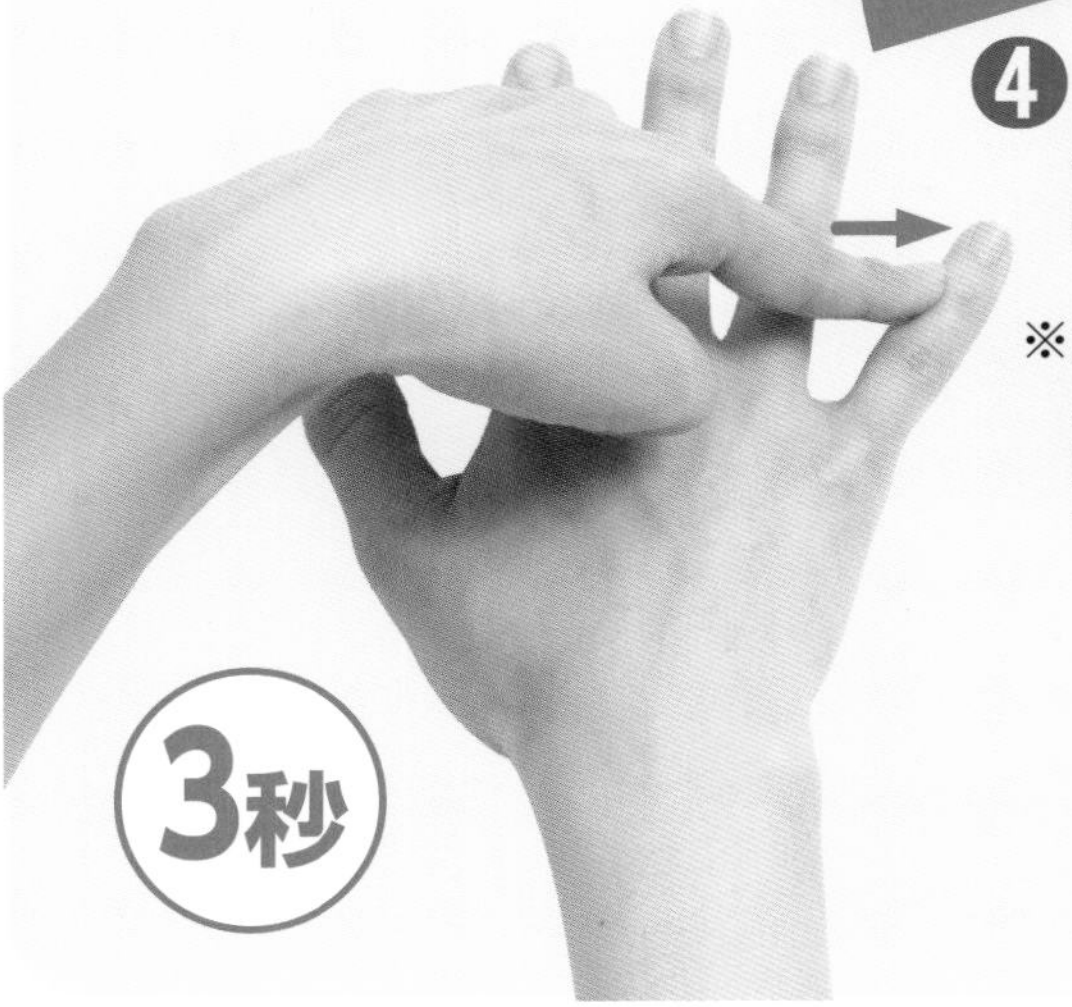

3秒

❹ 小指の第1関節を、反対側の人さし指で親指側から3秒間押す。

※第2関節が痛むブシャール結節の人は、❶～❹と同じ要領で第2関節を押す。

❶～❹を5回くり返す
1セットで約1分

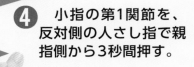

ヘバーデン結節とブシャール結節に効く
指先合わせ

1セット1分

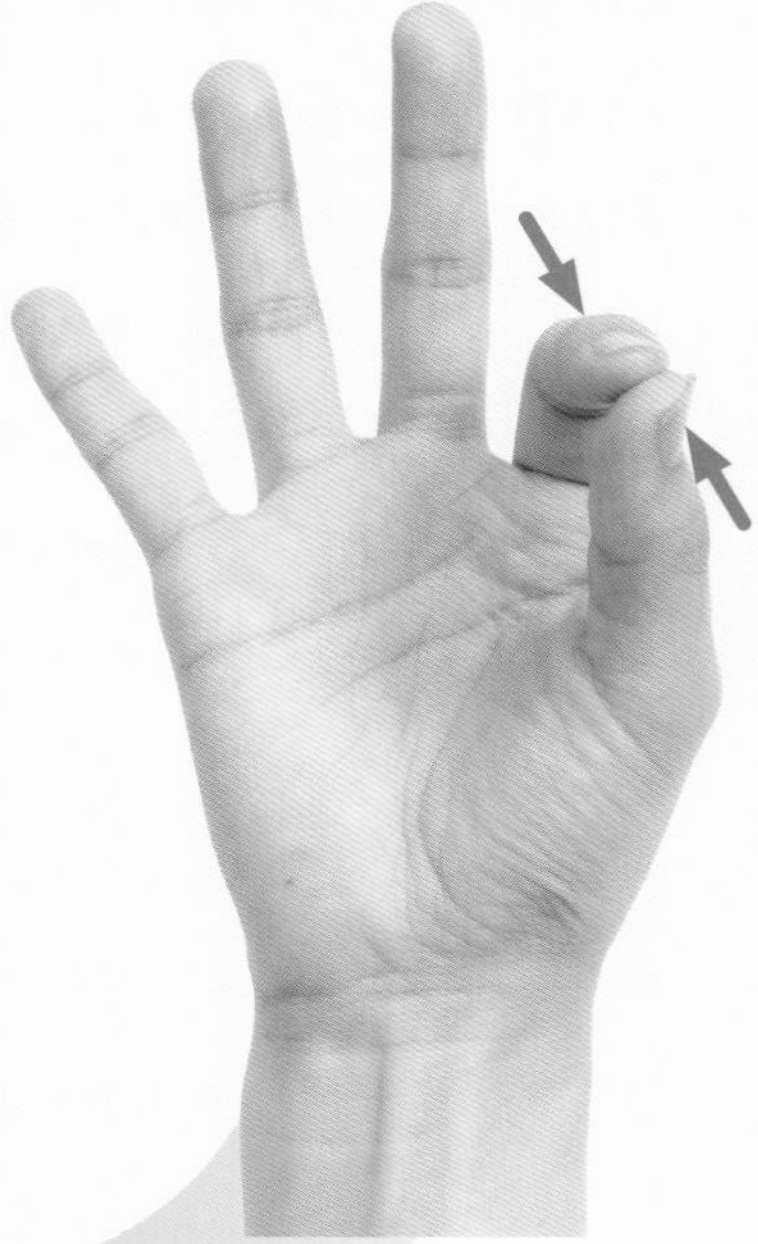

❶ 親指の腹を人さし指の腹につけ３秒間キープする。

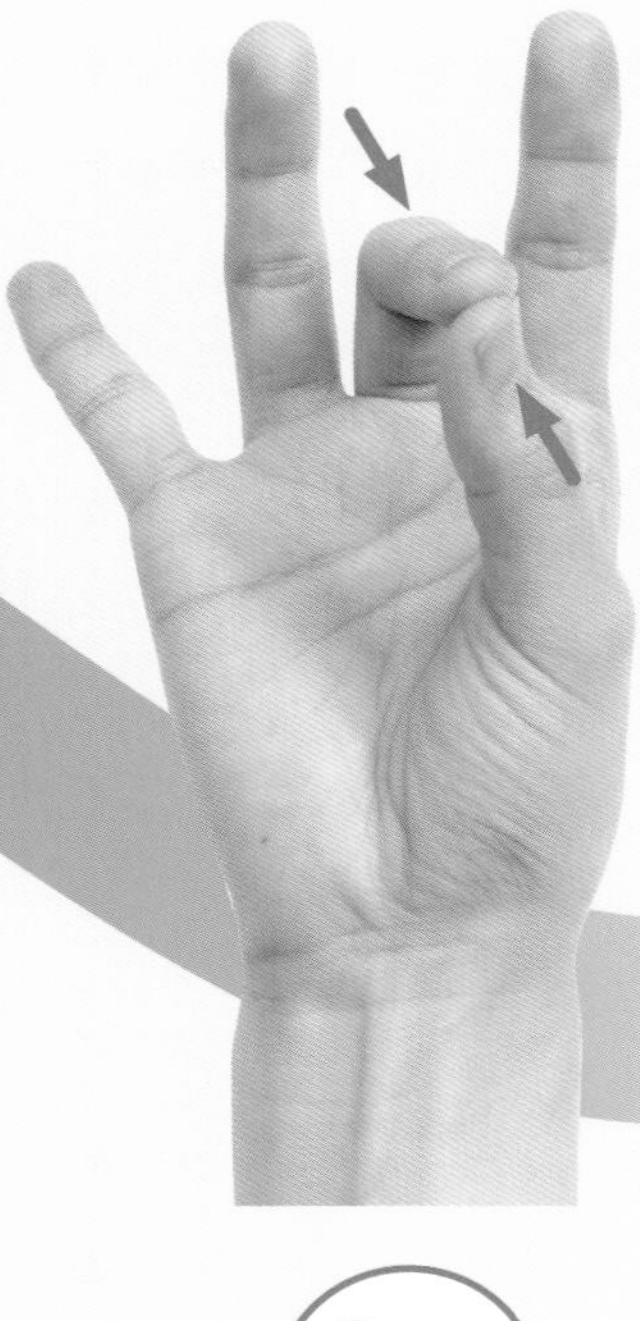

❷ 親指の腹を中指の腹につけ３秒間キープする。

3秒

3秒

ポイント

・指と指を合わせるとき、力を入れすぎないように注意する。

体操の効果 人さし指から親指まで、5本指をくまなく動かし、可動域を維持・改善する。

❸ 親指の腹を薬指の腹につけ3秒間キープする。

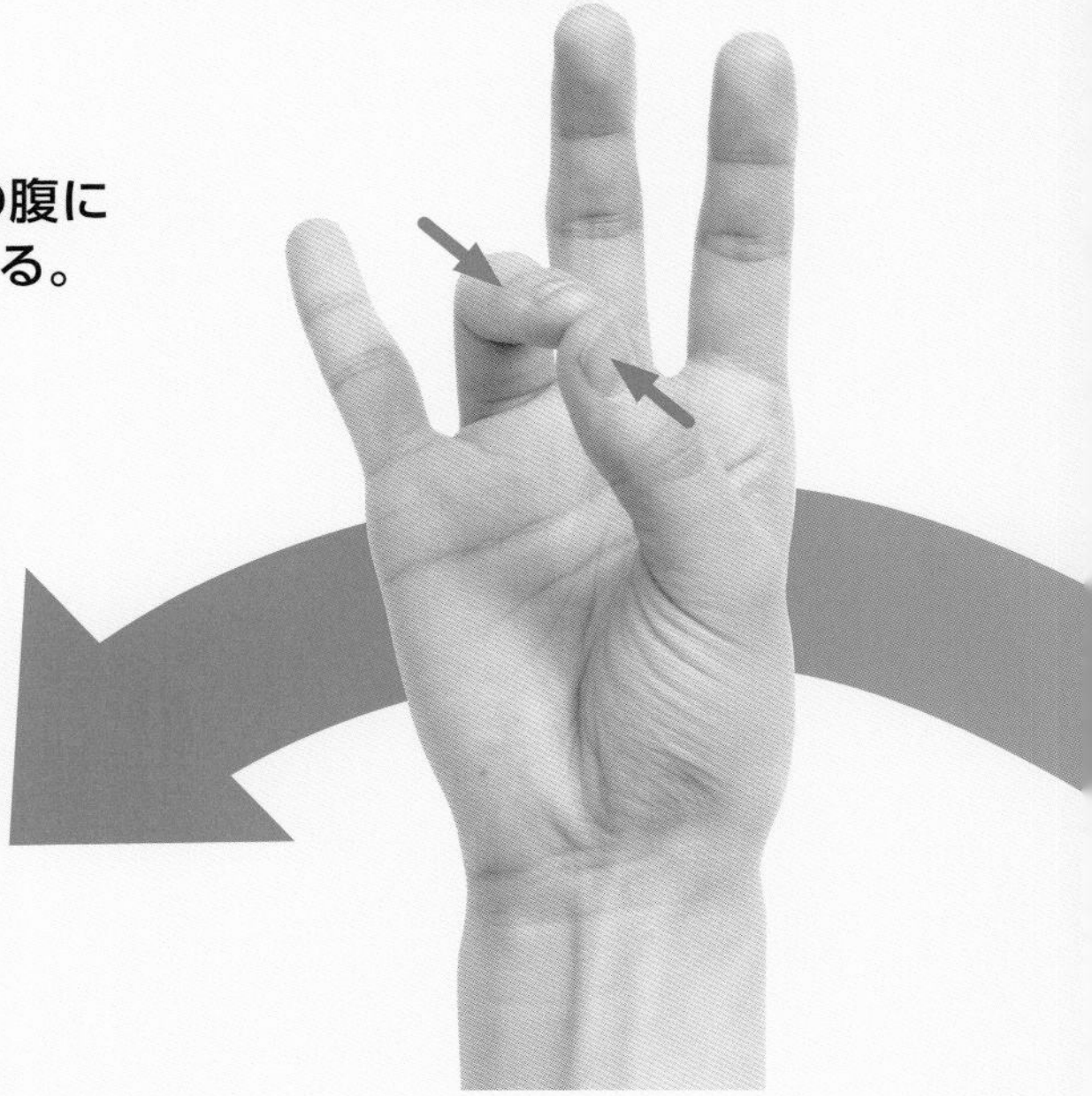

3秒

❹ 親指の腹を小指の腹につけ3秒間キープする。

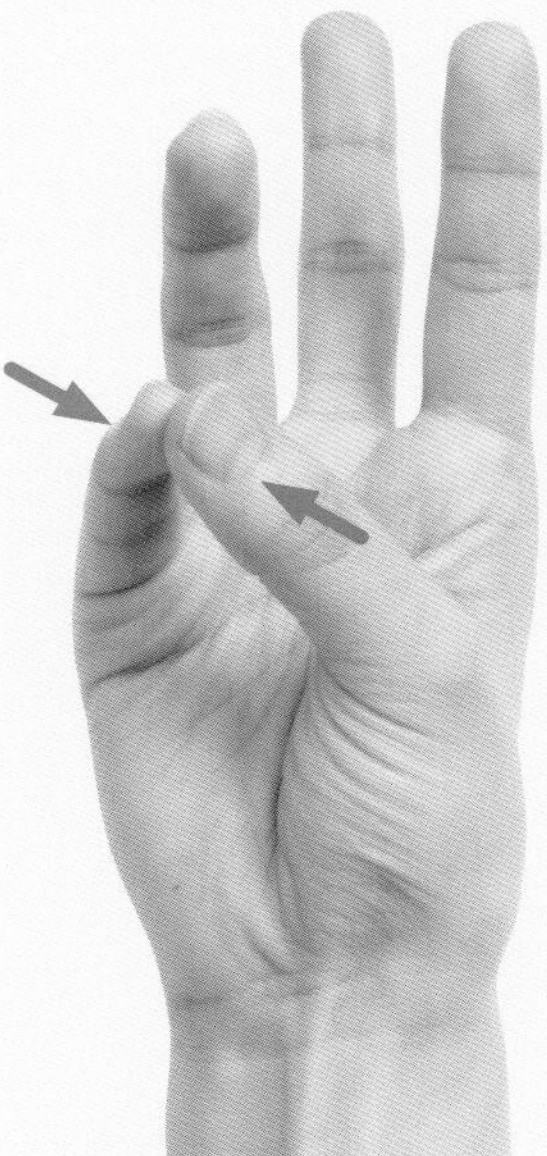

3秒

❶〜❹を5回くり返す
1セットで
約1分

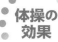

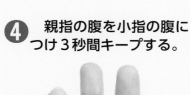

ヘバーデン結節とブシャール結節に効く

手のひら開き

1セット1分

体操の効果

指と指の間の「水かき」と呼ばれる部分の筋力を鍛える。

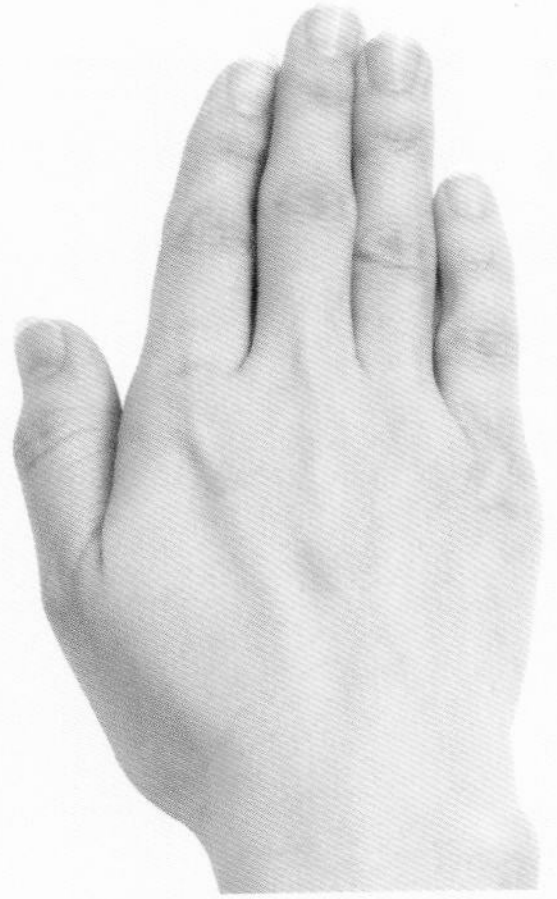

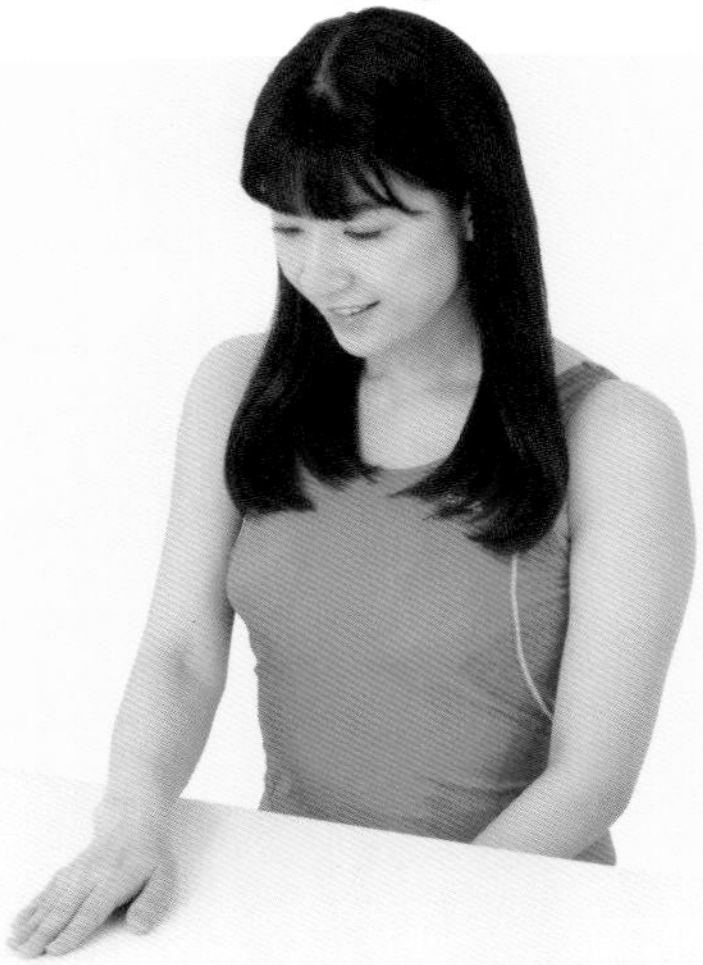

❶ テーブルなど平らな場所に、指を閉じた状態で症状のある手のひらをつける。

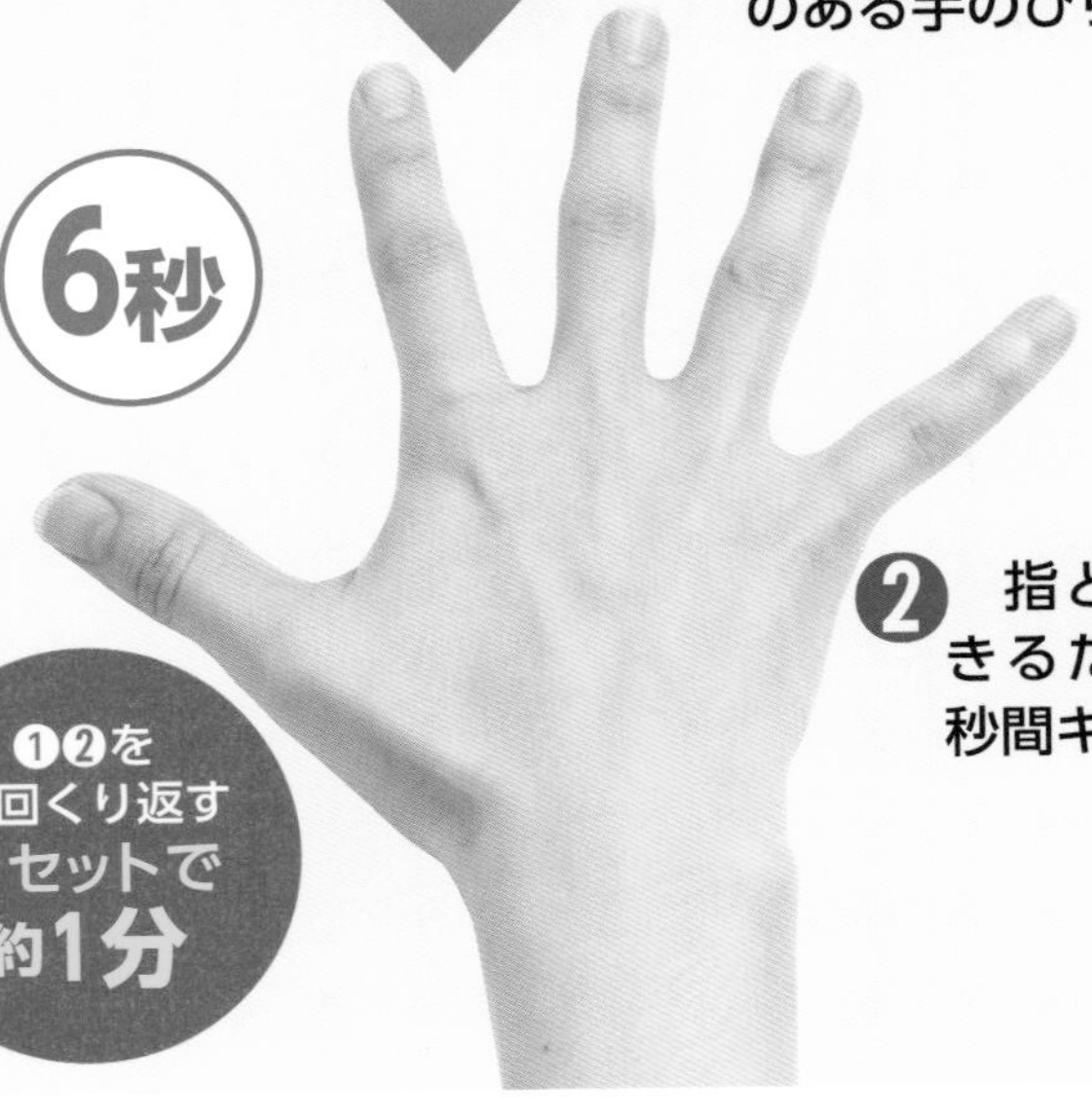

❷ 指と指の間をできるだけ広げ、6秒間キープする。

❶❷を
10回くり返す
1セットで
約1分

1分指エクサ ❹

ヘバーデン結節とブシャール結節に効く
手のひら押圧

1セット1分

体操の効果 指の第1・第2関節に圧力をかけ、指の変形を防ぐ。

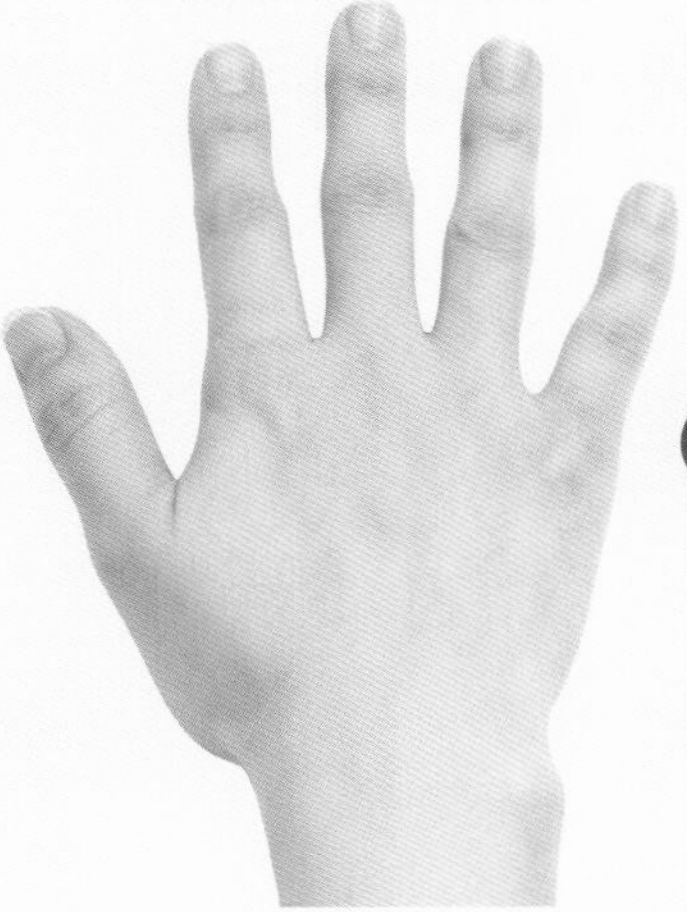

❶ テーブルなど平らな場所に症状のある手のひらをつけ、指をやや開く。

❷ 反対側の手で上からゆっくりと押し、6秒間キープする。

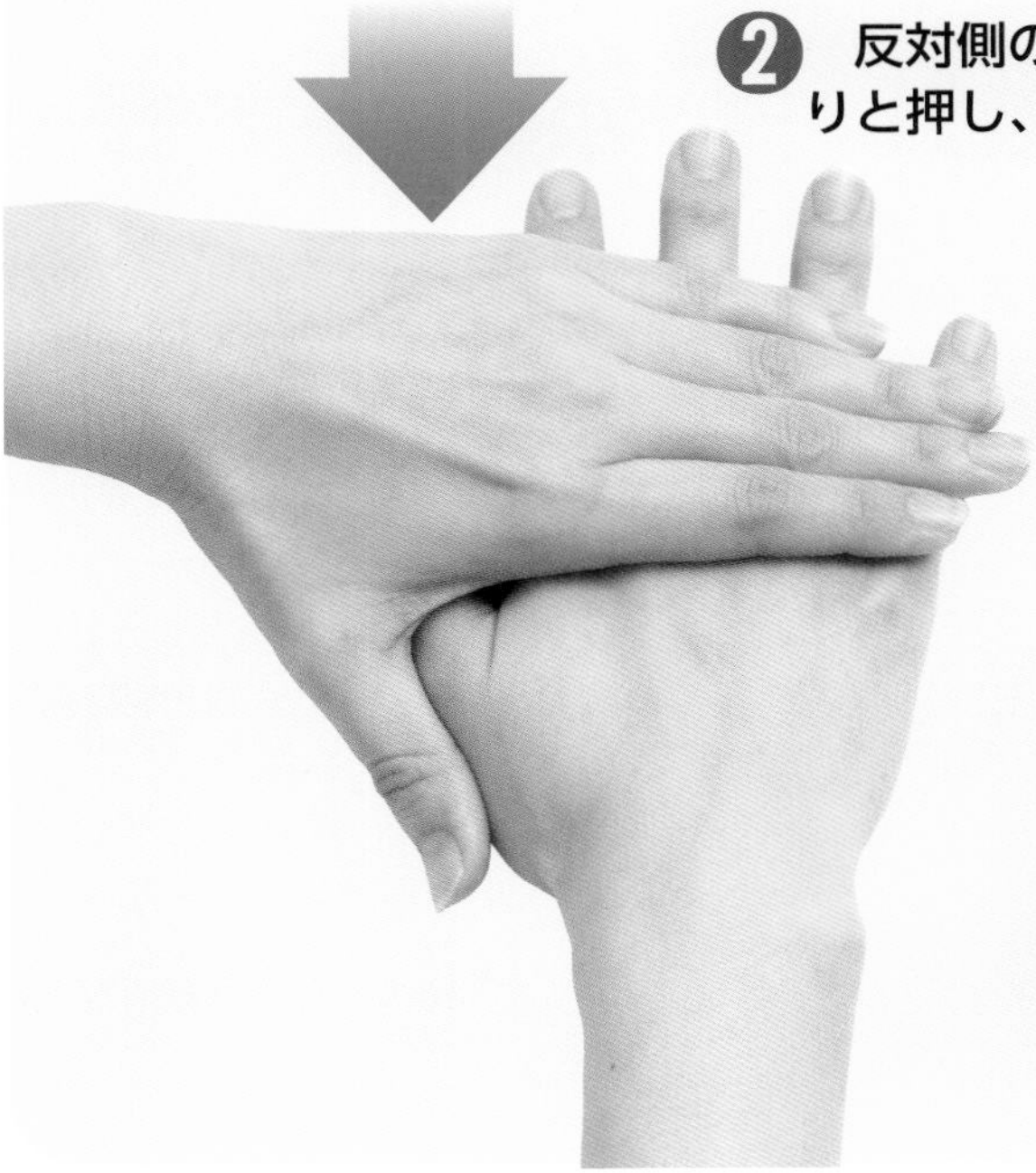

6秒

❶❷を10回くり返す
1セットで約1分

ヘバーデン結節とブシャール結節に効く
グリップエクサ

1セット1分

体操の効果　手指を動かす腱を刺激して、可動域を維持・拡大する。

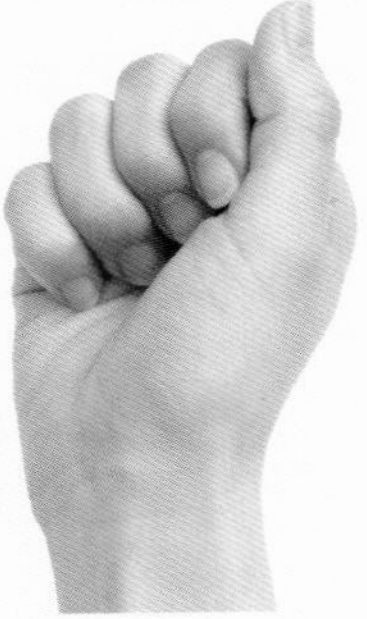

4秒

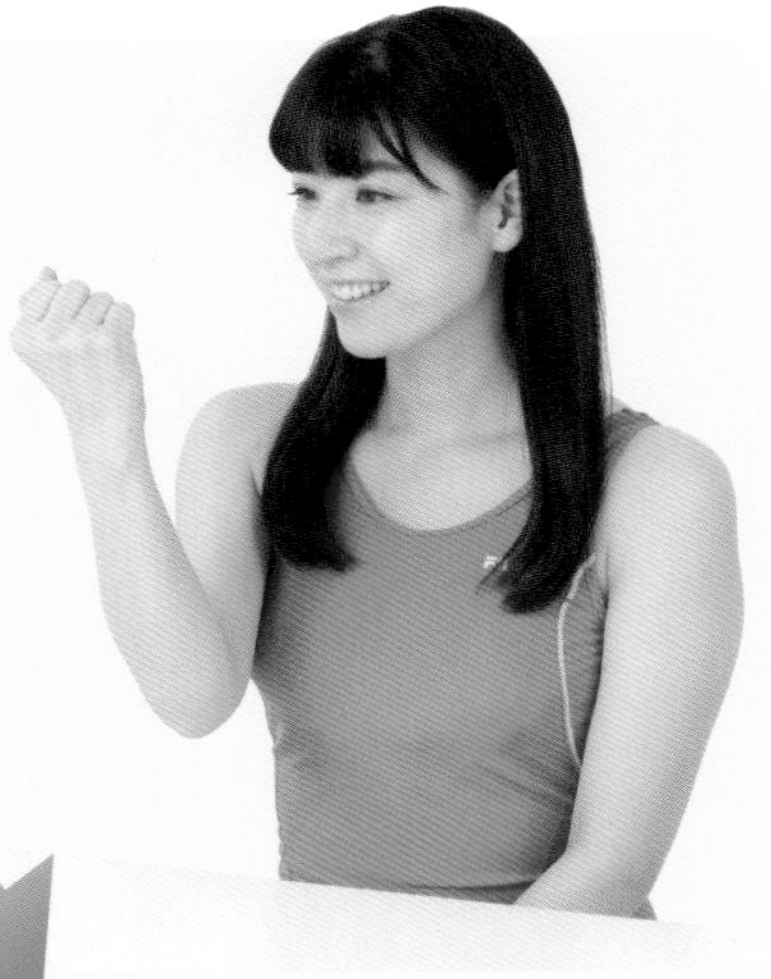

❶　軽く握りこぶしを作り、4秒間キープする。

❷　人さし指から小指までの4本指をまっすぐに伸ばし、指のつけ根から直角に曲げて4秒間キープする。

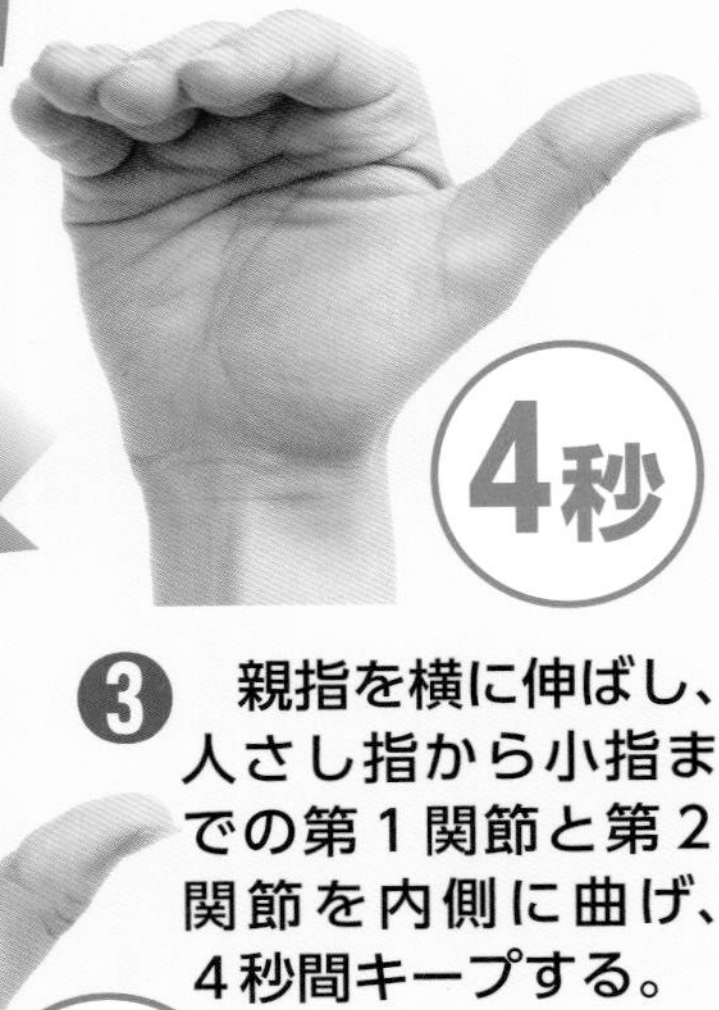

4秒

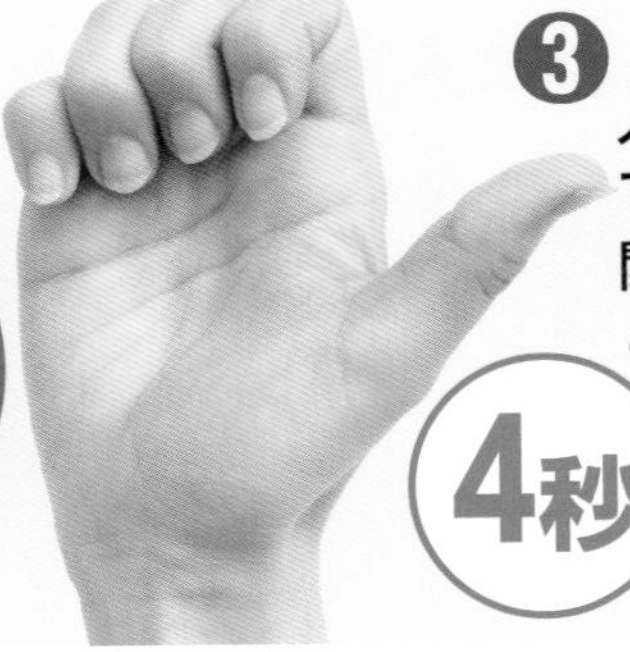

❸　親指を横に伸ばし、人さし指から小指までの第1関節と第2関節を内側に曲げ、4秒間キープする。

4秒

❶〜❸を
5回くり返す
1セットで
約1分

1分指エクサ ⑥

母指CM関節症に効く
親指伸ばし

1セット1分

体操の効果
親指を伸ばして腱や筋肉を刺激する。

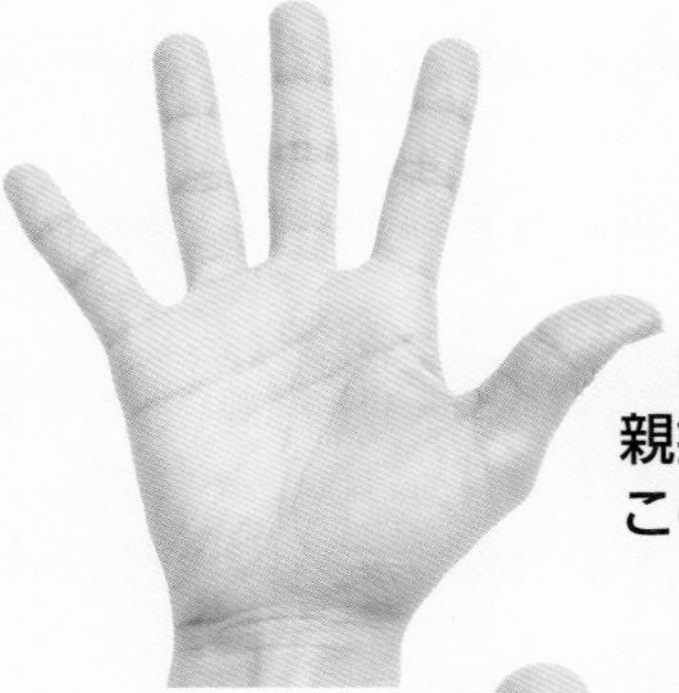

症状のある手の親指を伸ばし、親指の腹を小指のつけ根につける。この状態を6秒間キープする。

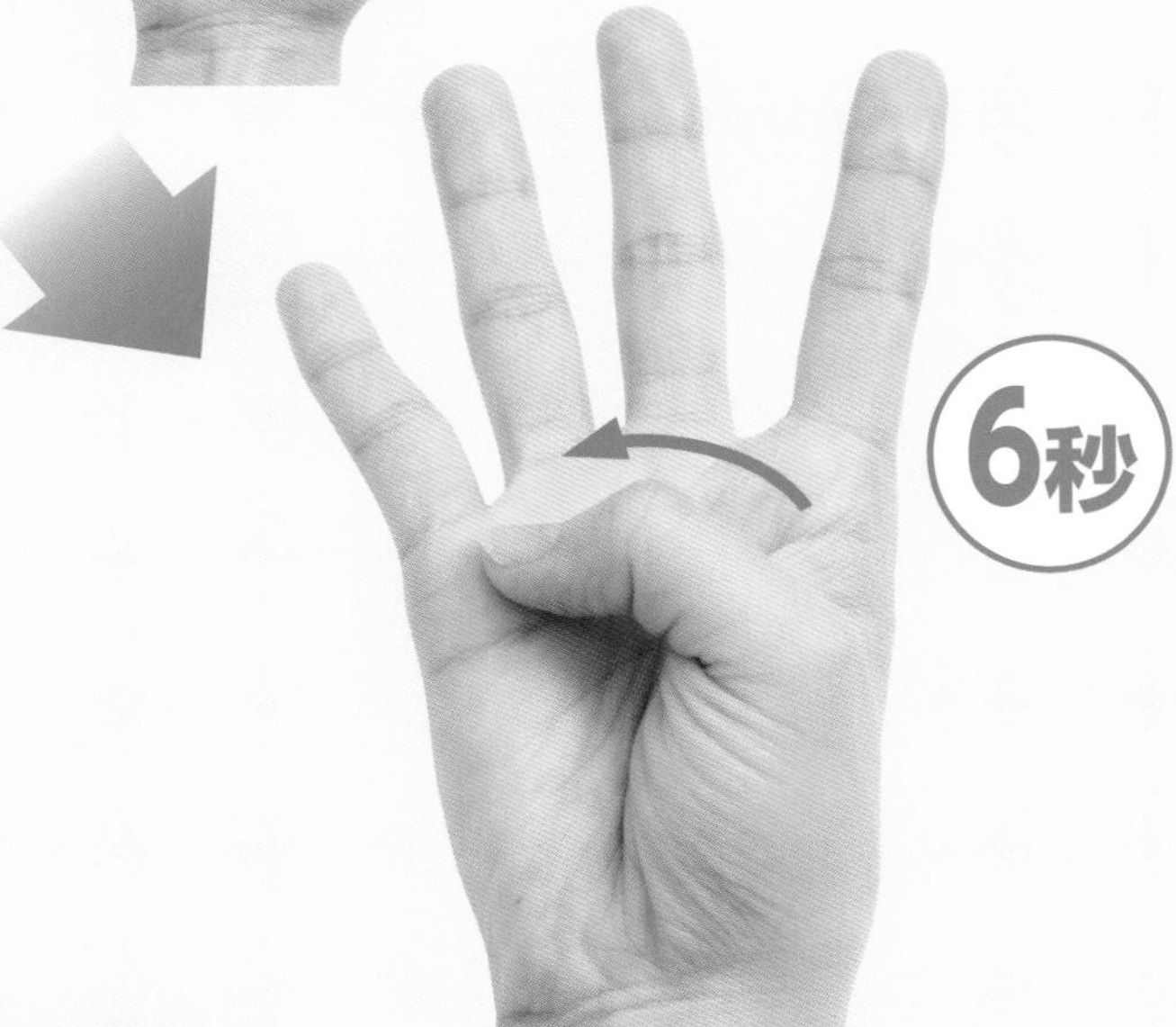

10回くり返す
1セットで
約1分

ポイント
- 親指の腹で強く押さないように注意する。

母指CM関節症に効く
ゴムバンドエクサ

1セット1分

体操の効果 親指を広げたり伸ばしたりする力を鍛える。

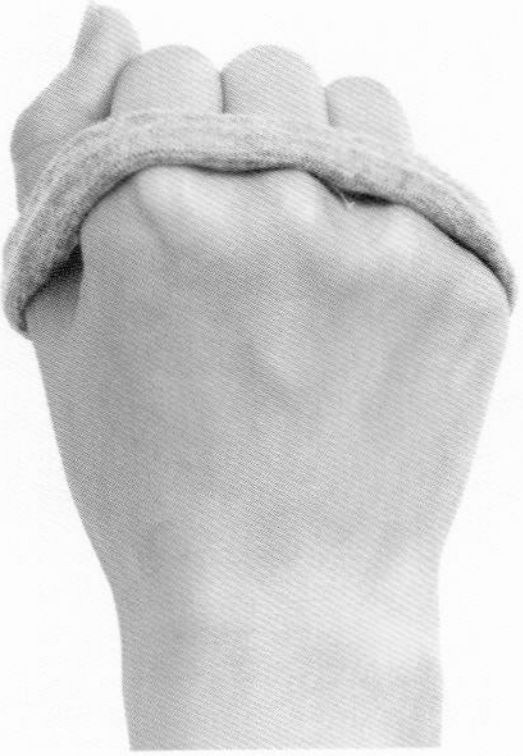

❶ 手を軽く握り、ゴムバンドを５本指のつけ根付近に巻く。

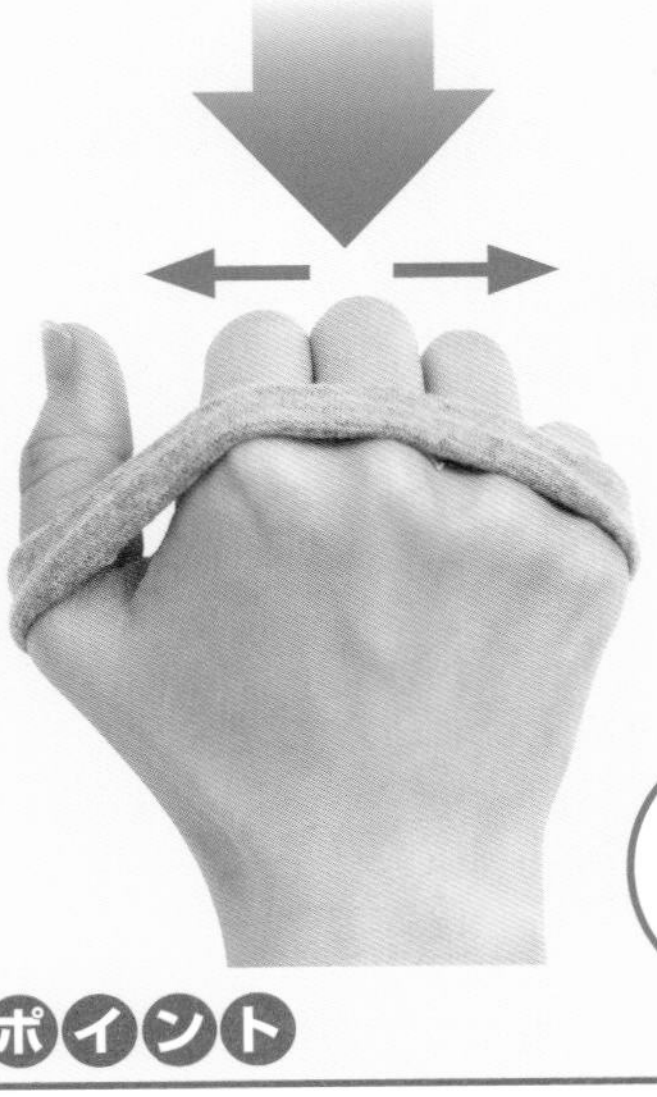

❷ ５本指の指と指の間を少しずつ広げていき、６秒間キープする。

6秒

❶❷を10回くり返す
1セットで約1分

ポイント

- ゴムバンドは、指を締めつけすぎないゆるめのものを使うといい。
- 幅の広い大きな輪ゴムを使ってもいい。
- ヘバーデン結節やブシャール結節に対しても効果的。

1分指エクサ 8

母指CM関節症に効く

スポンジ握り

1セット1分

体操の効果 指の筋力を鍛え握力を維持・強化する。

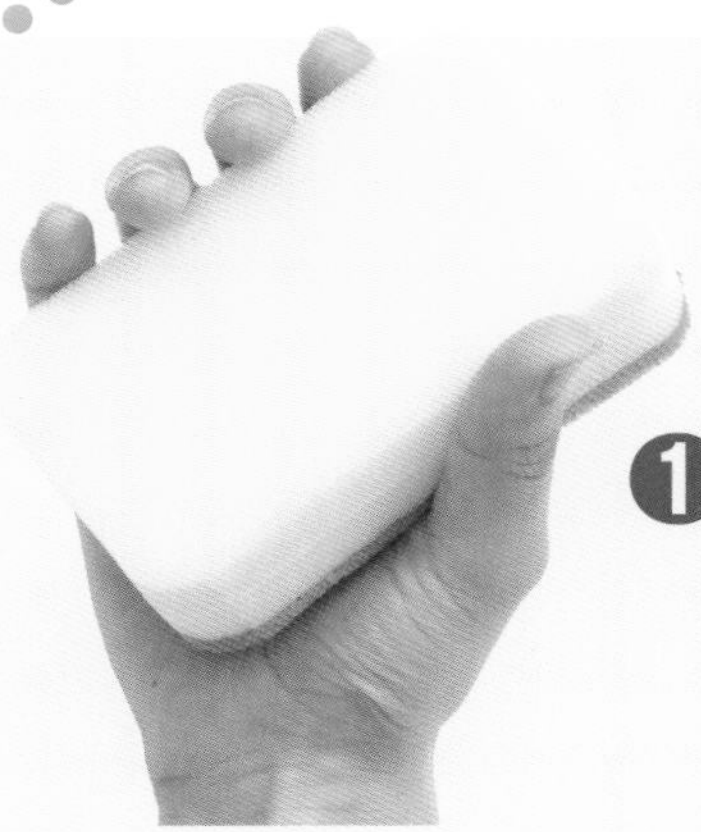

❶　厚みのある手のひらサイズよりやや大きめのスポンジを用意して、手のひらでつかむ。

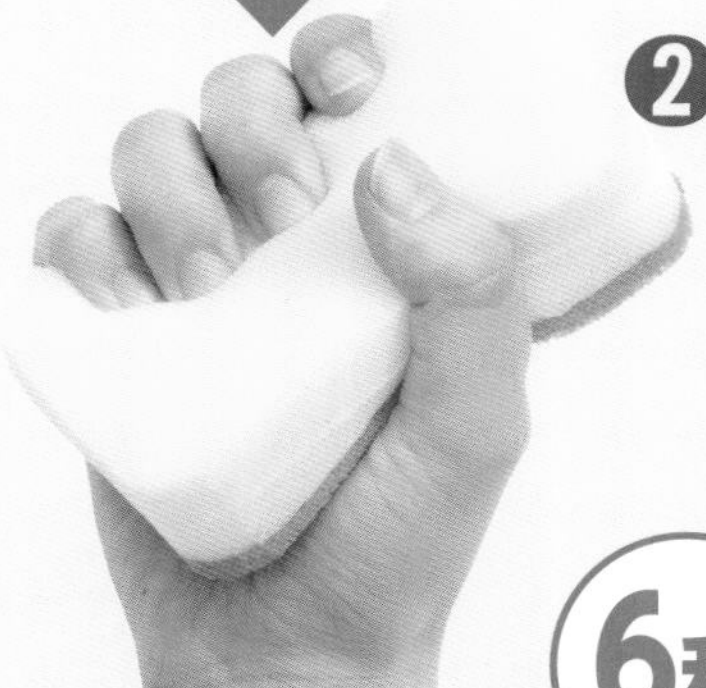

❷　グッと力を入れてスポンジを握り、６秒間キープする。

6秒

❶〜❸を10回くり返す 1セットで約1分

ポイント

・スポンジは、厚みと硬さがあるものを選ぶ。

1分指エクサをやったらヘバーデン結節の痛みが1ヵ月で改善し、家事もらくになった

京都府に住む高橋寿美子《たかはしすみこ》さん（70歳・仮名）は、右手の人さし指から小指までの第1関節に痛みが起こり、指の左右にコブができていました。当院の整形外科でヘバーデン結節と診断された高橋さんは、指の第1関節に医療用のテープを巻いて関節を保護する治療を受け、指の痛みは多少、軽くなりました。そして、さらなる改善をめざし担当医から当院のリハビリテーション科を紹介された高橋さんに、私は指先の負担を減らす生活のコツと「1分指エクサ」のやり方を指導し、家庭でも実践してもらうことにしたのです。

初診から1ヵ月後。**高橋さんの右手指の変形は進んでおらず、握力は14キロから17キロに、痛みのレベル（VAS）も3・5から1・3へと私も驚くほど大幅に改善していたのです。**かつては、指の痛みのせいで、箸《はし》を使ったり包丁を握ったりすることもままならなかったという高橋さん。今も1分指エクサを日課にしていて、家事をするのもらくになったと話しています。

※ VASとは1〜10で主観的な痛みの強さを示す指標。

第2章

ヘバーデン結節・母指関節症など手指の関節症の痛みが1カ月で半減！血流を促し痛みを減らす医師開発のセルフケア【10秒神経マッサージ】

富永ペインクリニック院長
富永喜代

慢性化した手指の痛みは筋肉が硬直して酸素不足に陥っている状態のため、筋肉をゆるめるのが急務

近年、多くの中高年女性が悩んでいるのが、指の変形性関節症の「ヘバーデン結節」です。

ヘバーデン結節とは、手指の第1関節が痛み、変形する病気です。手指は家事や仕事で毎日使うもの。そのため、発症すると、床に落ちたゴミを拾ったり、包丁で食材を切ったり、パソコンでキーボードを打ったりなど、日常のさまざまな場面で不便が生じ、当たり前にできていた家事や仕事がままならなくなります。一般の病医院では患者さんに手指を安静にするよう指導することが多いのですが、家事や仕事で手指を使う女性にとって現実的ではありません。

また、手指の変形もつらいことです。人から見られたり指摘されたりするのをさけ、家に閉じこもる原因にもなります。

ヘバーデン結節の発症には、手指の酷使や女性ホルモンの減少、遺伝など、さまざまな要因が影響しているといわれていますが、同じ条件や環境にいる女性す

べてが発症するわけではありません。くわしい原因がわかっておらず治療法も確立していないため、医療機関を受診しても「年だからしかたがない」「治らない」といわれ、老化現象の一つとして見過ごされるケースが非常に多いのです。

そこで当院のペインクリニックでは、２０１４年に「ヘバーデン結節外来」を開設し、手指の痛みに悩む患者さんの治療に取り組んでいます。

ヘバーデン結節の治療では、まずは神経ブロック注射や内服薬で手指の痛みを取ることを優先しています。痛みが起こると、筋肉が硬くなって血管が収縮し、血流が悪化して筋肉に酸素や栄養が十分に供給されにくくなります。すると、筋肉がさらに硬くなって痛みがますます強くなるといった悪循環に陥り、治りにくくなってしまうのです。また、痛みが慢性化すると、脳が痛みを記憶して刺激に対して過剰反応するようになり、ささいな刺激でも激痛を感じるようになってしまいます。

さらに、痛みのために常に体にストレスがかかり、さまざまな体の不調を招きやすくなる原因にもなります。こうしたことから、ヘバーデン結節の治療では、まずはできるだけ早く痛みを取って筋肉の硬直を除き、痛みの悪循環を断ち切ることが重要なのです。

手の筋肉をゆるめヘバーデン結節などつらい手指の痛みが和らぐ「10秒神経マッサージ」を考案

ヘバーデン結節に悩む患者さんの中には、つらい痛みや指を動かせない不便を抱え、ひたすら我慢している人がたくさんいます。そして、病状が進行するにつれ、家事や仕事でできないことが増えると、自尊心も損なわれ心理的にも落ち込んでしまいます。これは、とても深刻な問題です。

当院では、2014年に「ヘバーデン結節外来」を開設して以来、手指の痛みに苦しむ方々が全国各地から来院します。私は、ヘバーデン結節の治療をするには、神経ブロック注射や内服薬だけでなく、毎日の生活で痛みをコントロールできるセルフケアが必要だと考えました。

セルフケアを考案するに当たり、私は神経解剖《かいぼう》学や東洋医学を学んできた経験から、手の指先まで伸びている神経の働きに注目しました。手指の痛みや動きにかかわる神経には、橈骨《とうこつ》神経、尺骨《しゃっこつ》神経、正中《せいちゅう》神経の3つがあります。橈骨神経は手の甲側の親指や人さし指、親指のつけ根を、尺骨神経は薬指や小指などを、

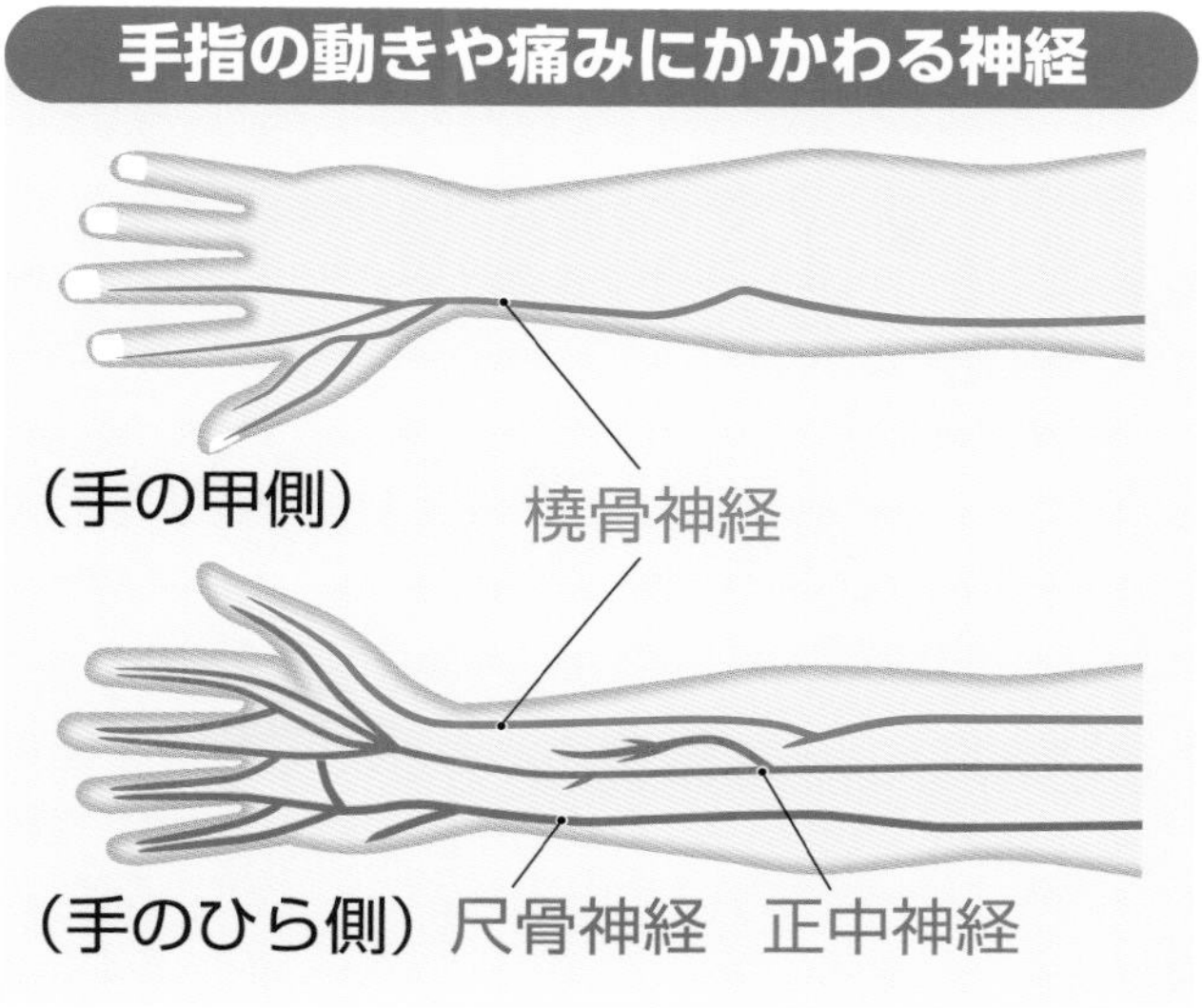

正中神経は手のひら側の親指から薬指までを支配し、感覚を脳に伝えたり指を動かしたりする働きを担っています。これらの神経が体表近くのごく浅い部分を並走している場所があり、この部位に刺激を与えると痛みの情報を脳に伝える神経の働きが抑えられ、痛みの緩和に役立つことを突き止めたのです。

そして私は、これらの部分を「神経ポイント」と名づけ、神経ポイントを刺激する独自のセルフケア「10秒神経マッサージ」を考案しました。

10秒神経マッサージを行うと、指の痛みが軽くなり、指をらくに動かせるようになります。そして、10秒神経マッサージを日々の習慣にすれば、硬くなっていた指先の筋肉がゆるみ、血流が回復して発痛物質も洗い流されるようになります。その結果、痛みがより軽減し、指をらくに動かせるようになる好循環が生まれ、ヘバーデン結節の痛みを自力で克服できるようになるのです。

10秒神経マッサージを行うと1カ月で手指の痛みの半減する人が多く、痛みの医学会も注目

ヘバーデン結節に悩む患者さんに、私はセルフケアとして「10秒神経マッサージ」を指導しています。10秒神経マッサージを実践してもらうと、指の痛みが軽減して手指を動かしやすくなり、手に力を込められるようになります。すると、家事や仕事など日々の手作業がとてもらくになります。

ヘバーデン結節は、できるだけ早期のうちに治療を始めることが大切ですが、変形が進んだ重症のヘバーデン結節でも、10秒神経マッサージを行えば着実に症状が改善に導かれます。残念ながら、一度変形した指がもとに戻ることはありませんが、指が曲げ伸ばしできて痛みがコントロールできるようになれば、気持ちも明るくなり、QOL（生活の質）も大幅に改善します。

ちなみに、私は、患者さんに10秒神経マッサージを指導する前後に、こぶしを握って開くグーパーの動作をしてもらっています。すると、10秒神経マッサージを行う前は指が痛くて手に力が入らなかった患者さんでも、1回試しただけでこ

10秒神経マッサージの効果

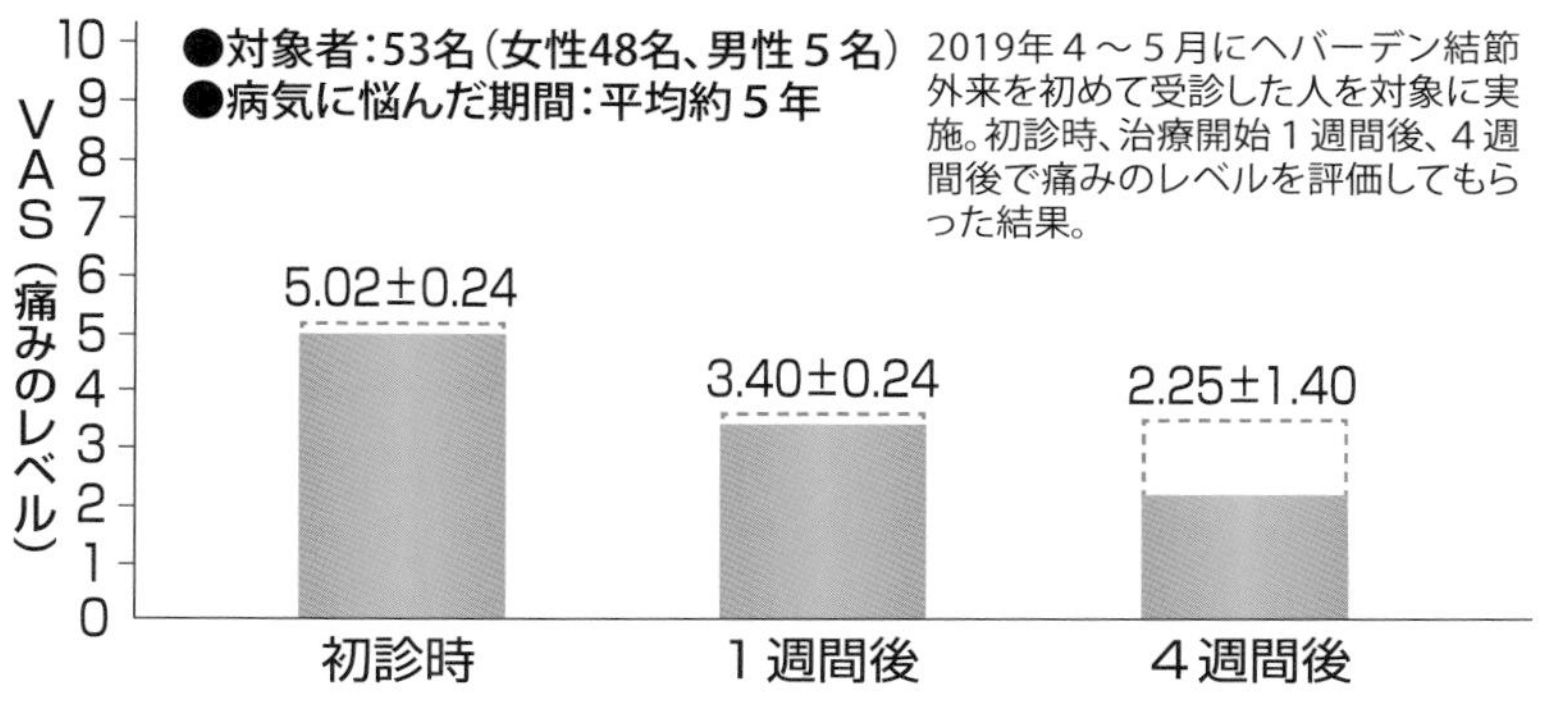

2019年４～５月にヘバーデン結節外来を初めて受診した人を対象に実施。初診時、治療開始１週間後、４週間後で痛みのレベルを評価してもらった結果。

ぶしを強く握れるようになることが少なくありません。長年、手指の痛みに悩まれてきた患者さんの中には、感動して涙を流す人もいるほどです。

実際に、私は2019年の4～5月に当院に通院しているヘバーデン結節の患者さん53名（女性48名、男性5名）を対象に、10秒神経マッサージの効果について調べました。

対象の患者さんに神経ブロック注射と投薬治療に加えて10秒神経マッサージを1日2回、続けてもらったところ、1ヵ月後には痛みのレベル（VAS）の値が半減し、指の可動域も大幅に改善していたことがわかったのです（上の図を参照）。

こうした10秒神経マッサージの成果について、私は2019年に行われた日本ペインクリニック学会第53回学術集会で発表したところ、大きな注目を集めました。

※ VAS とは１～10 で主観的な痛みの強さを示す指標。

刺激するポイントが的確にわかる！「10秒神経マッサージ」やり方図解

10秒神経マッサージのやり方は、神経が体表のごく浅い部分を通る「神経ポイント」を刺激するだけ。コツさえ覚えれば誰でも簡単に取り組めます。しかも、第1関節が痛むヘバーデン結節だけでなく、第2関節が痛むブシャール結節や、親指のつけ根が痛む母指CM関節症など、ほかの痛みの緩和にも役立ちます。行ってほしいマッサージは、次の3種です。

① 手指の関節のマッサージ

手指の第1関節と第2関節の両わきが神経ポイントです。痛みのある指の神経ポイントを刺激します。ヘバーデン結節やブシャール結節に特に効きます。

② 手首のマッサージ

人さし指と親指の軸が交わる延長線上、手首のシワからひじ側へ3チセン離れた場所）の神経ポイントを刺激します。

③ 人さし指のつけ根のマッサージ

人さし指の骨のつけ根にある神経ポイントを刺激します。

②③のマッサージは、母指ＣＭ関節症に特に有効です。

10秒神経マッサージでは、神経ポイントを的確に刺激することが大切です。はずれた場所を刺激したり、周辺を広く刺激したりするのでは、十分な効果は期待できません。場所がわかりづらいときには、親指の爪を1～2ミリずらしながら皮膚を刺激してみてください。的確に刺激するには、指の腹ではなく指を立てて爪で刺激することがコツです。長くとがった爪では肌を傷つけるので、爪の長さや形を整えてください。また、「痛気持ちいい」強さで刺激することも大切です。目安としては、刺激したあと、爪の跡が皮膚に軽く残る程度の力加減と考えるといいでしょう。刺激が強すぎたり弱すぎたりすると効果を得られにくくなります。

刺激する時間は、一つの部位につき10秒を厳守してください。それ以上刺激すると、自律神経（意志とは無関係に血管や内臓の働きを支配する神経）のうち、心身を活動的にする交感神経が過剰に働き、効果が得られにくくなります。

行う回数は、朝と夕方の1日2回行うことを基本としてください。指の痛みが強いときには、その都度、行ってもいいでしょう。

次のページに、やり方の図解を掲載したので、ぜひ、試してみてください。

10秒神経マッサージのやり方図解

1 手指のマッサージ

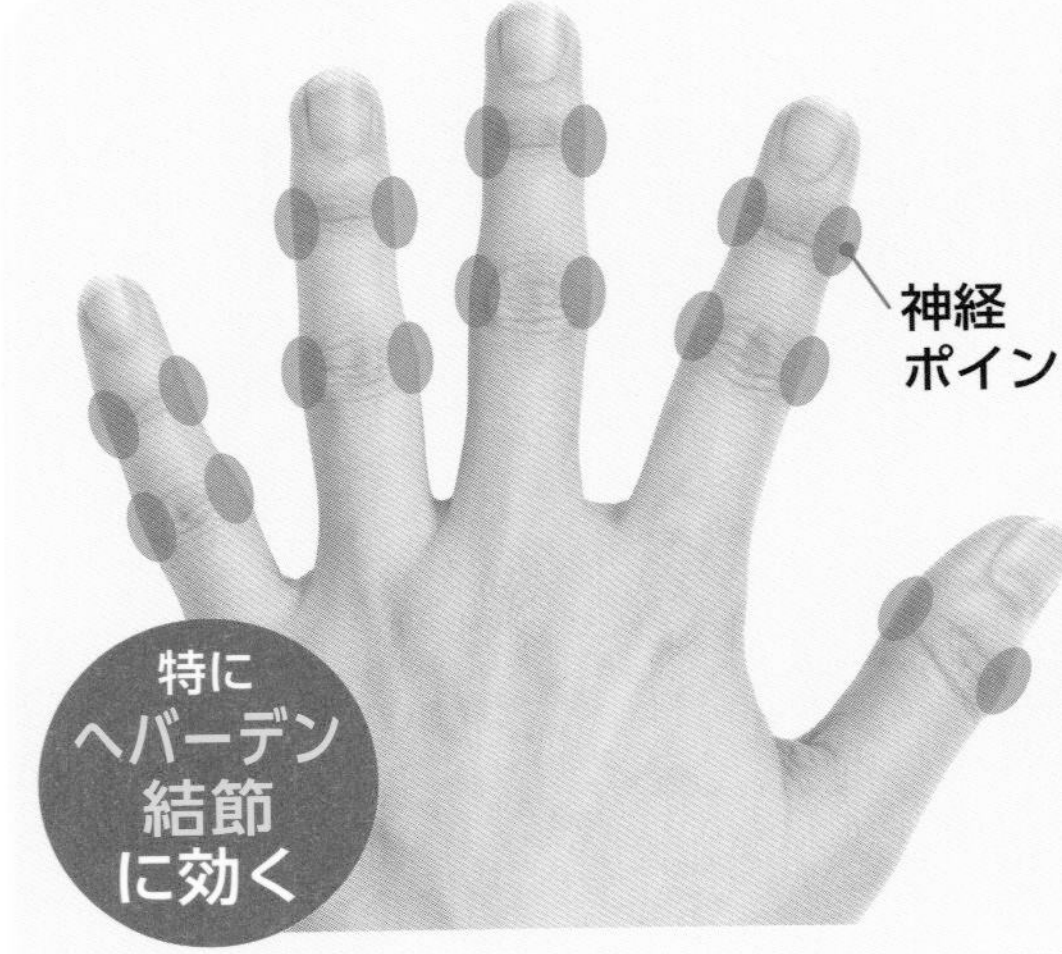

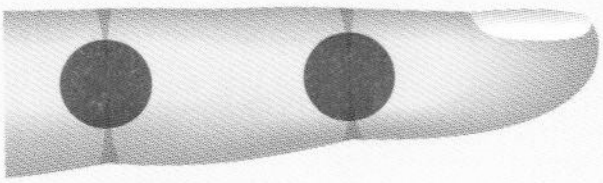

神経ポイントの位置

痛みやしびれの出ている指の第1関節、第2関節の両わきにあるゴリッとした硬い部分。

●第1関節の刺激のしかた

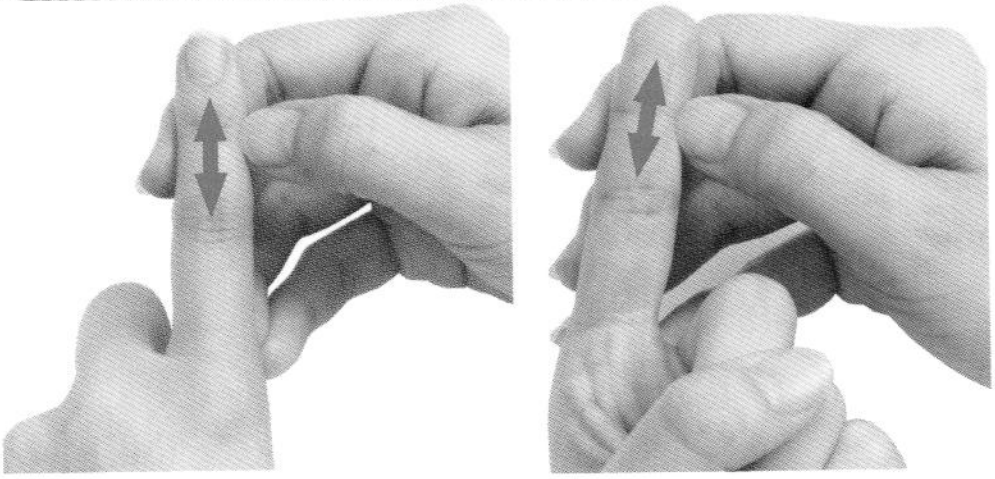

痛む指の第1関節の右側と左側を10秒ずつ、もう一方の手の親指の爪を立てて、上下に10秒ずつこする。

●第2関節の刺激のしかた

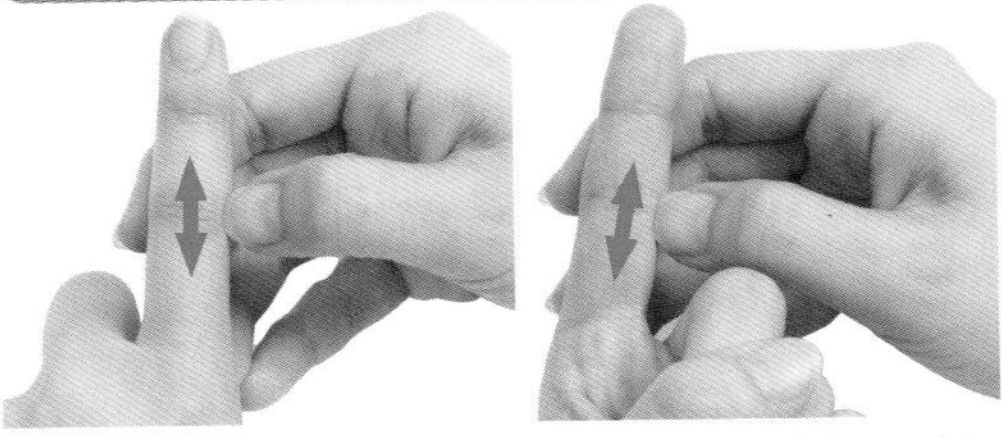

痛む指の第２関節の右側と左側を10秒ずつ、もう一方の手の親指の爪を立てて、上下に10秒ずつこする。

※指全体が痛む場合は、すべての第1・第２関節を刺激する。

2 手首のマッサージ

特に母指CM関節症に効く

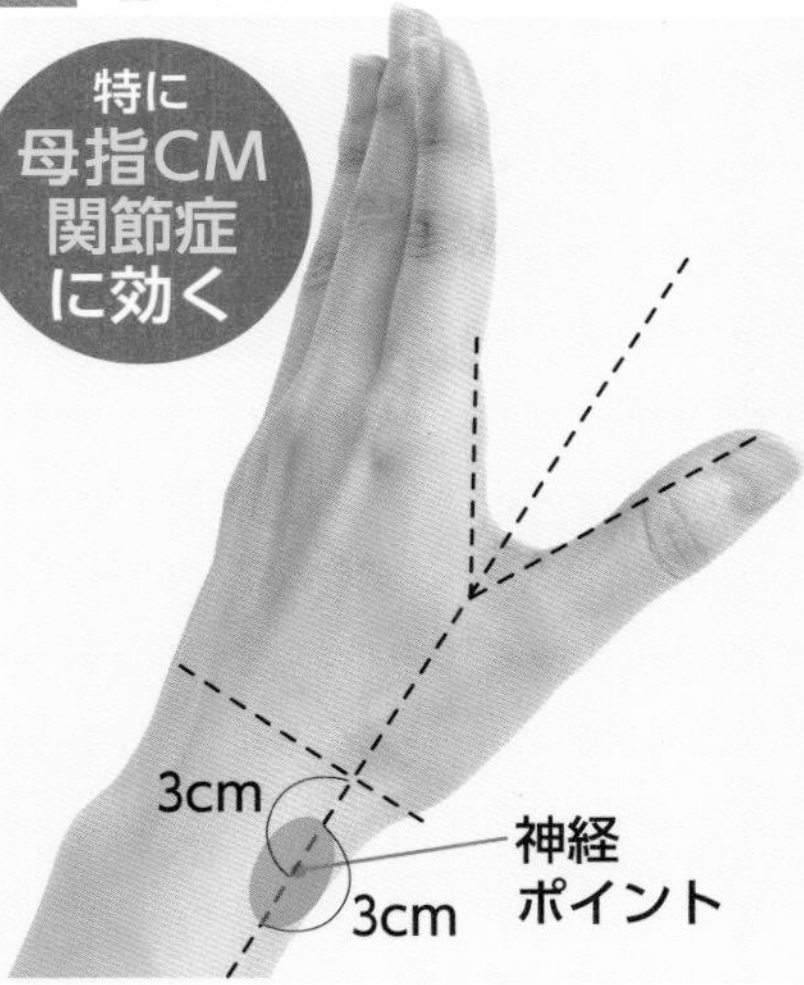

神経ポイントの位置

親指と人さし指の間を開いたとき、２本の指が交差する場所の角度のまん中を通る延長線上の手首のシワから3センチほどの位置。

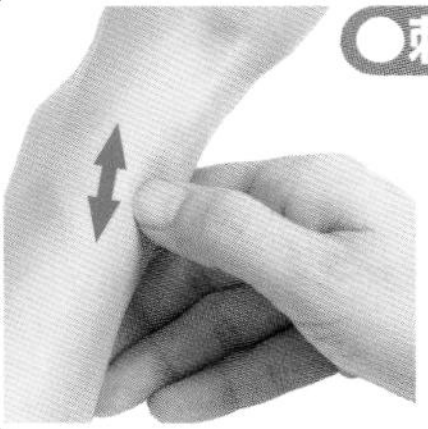

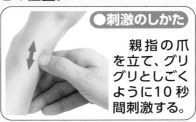

●刺激のしかた

親指の爪を立て、グリグリとしごくように10秒間刺激する。

3 人さし指のつけ根のマッサージ

特に母指CM関節症に効く

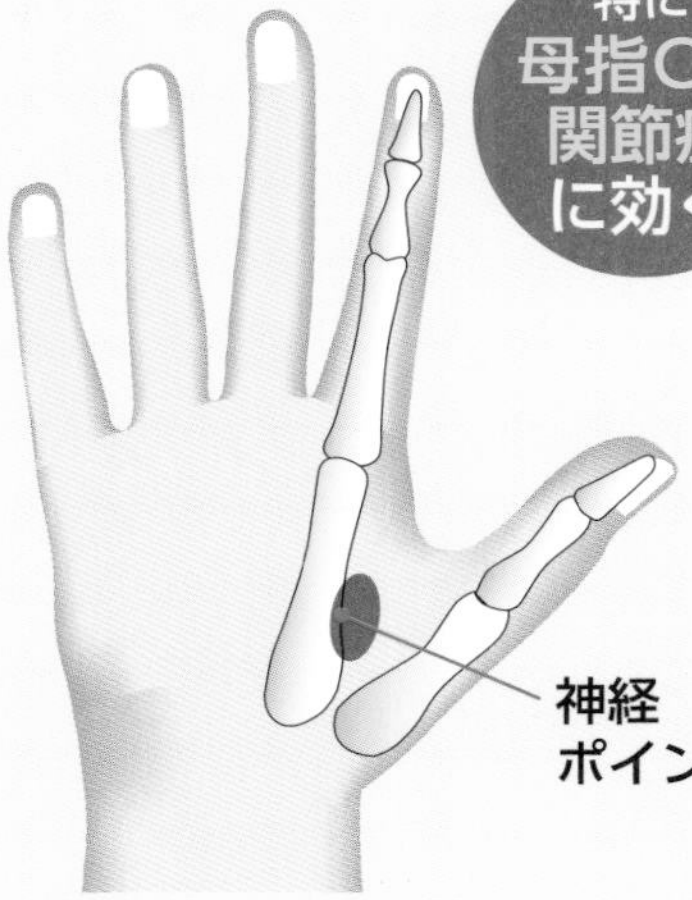

神経ポイントの位置

人さし指の骨をつけ根の方向へとたどっていき、コリコリとしていて刺激するとビリッと痛みが走る位置。

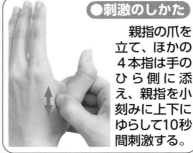

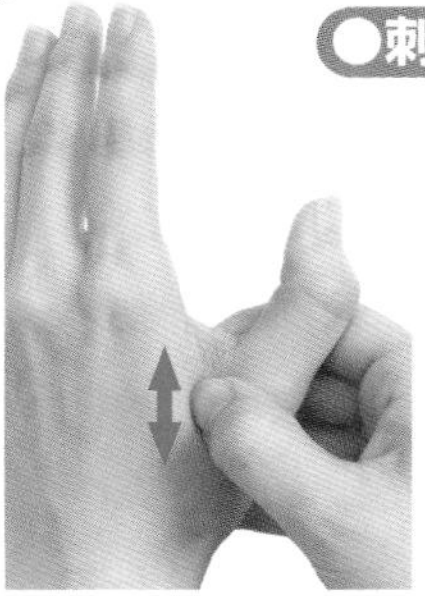

●刺激のしかた

親指の爪を立て、ほかの４本指は手のひら側に添え、親指を小刻みに上下にゆらして10秒間刺激する。

1 2 3 を行うのを1回として、1日に朝晩1回ずつ行う。

加えて肩や手指の血流を促す簡単体操「肩ほぐし」も行えばマッサージの除痛効果が大幅アップ

ヘバーデン結節の患者さんに、手指の痛み以外の症状があるかどうかをたずねると、ひどい首こりや肩こりに悩む人がおおぜいいます。

実は、手の指先から伸びている神経は、肩や首を通る脊髄《せきずい》神経までつながっているので、手指の不調が首や肩に影響を及ぼしたり、首や肩の筋肉が硬直して血流が悪くなると指の症状につながったりと、相互に影響することは十分に考えられます。

そこで私は、指の痛みを訴える患者さんに10秒神経マッサージとともに、「肩ほぐし」という体操をすすめています。肩ほぐしは、手と腕を動かして、首や肩、背中、腕、手、指先の筋肉の硬直をほぐす体操です。呼吸をしながら勢いよく手や腕を動かすため、上半身の血流が促され、手指の症状の改善にも役立ちます。首や肩のこりを感じたら、肩ほぐしをやってみてください。首まわりが軽くなり、心身ともにリフレッシュできます。

肩ほぐし

体操の効果　首・肩や背中、腕、手指の血流がよくなり、筋肉の硬直がほぐれ10秒神経マッサージの効果が高まる。

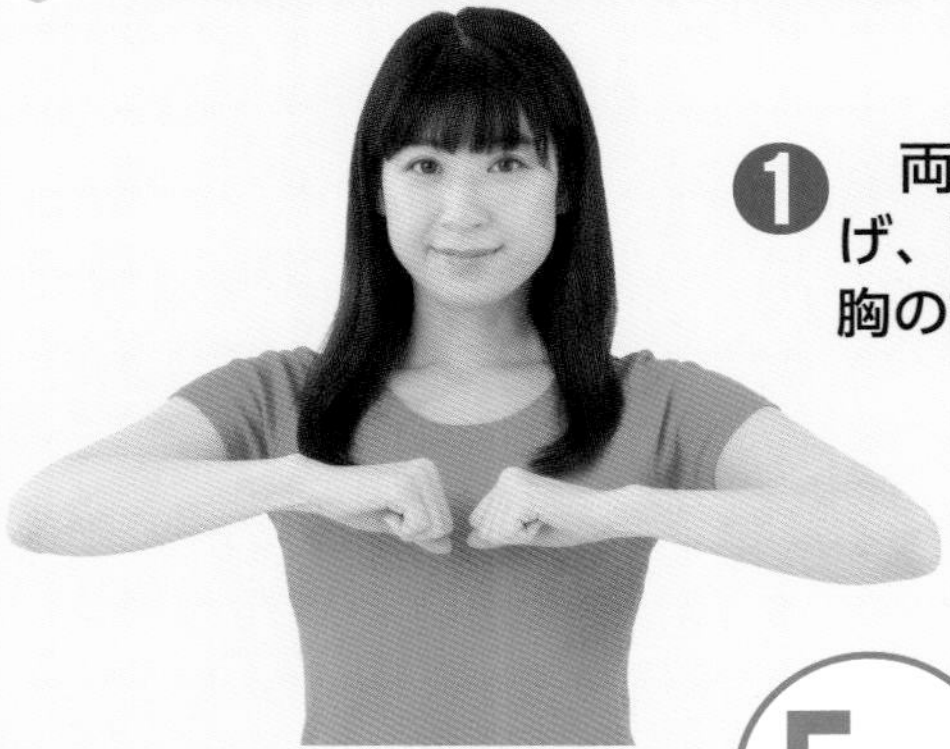

❶　両腕をひじの高さに上げ、両手のこぶしを握って胸の前で水平に構える。

❷　鼻からゆっくり息を吸いながら、ひじと肩を後ろへ引いていく。このとき、左右の肩甲骨を中央へ引き寄せるような感覚で引いていくといい。
できるだけ後ろへ引いたところで5秒キープ。

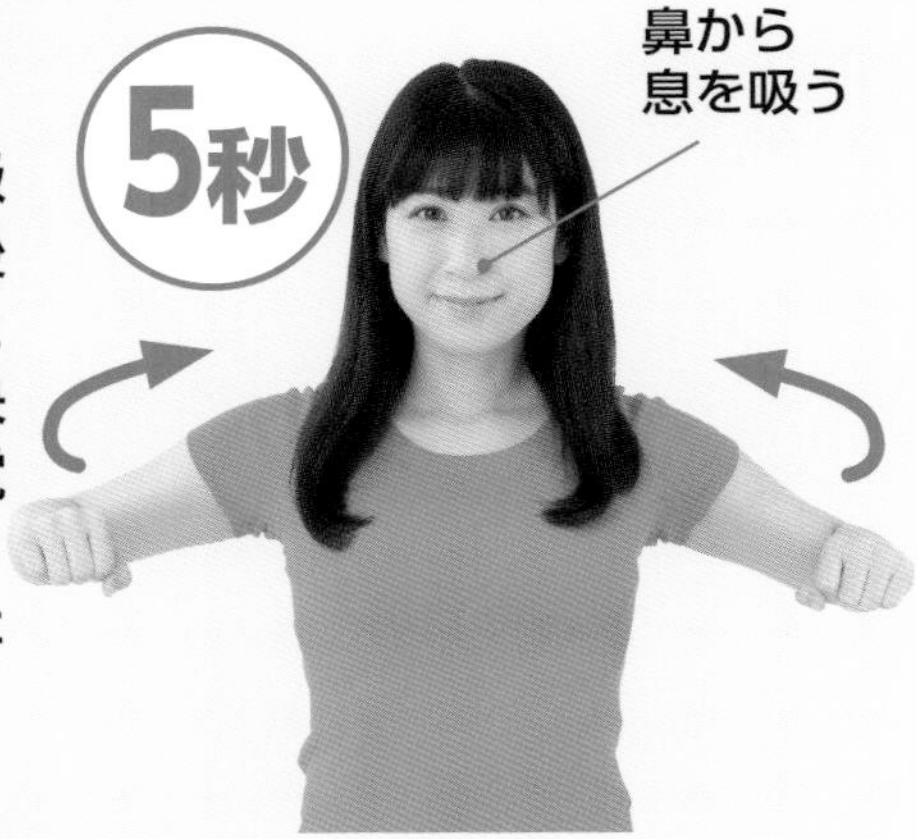

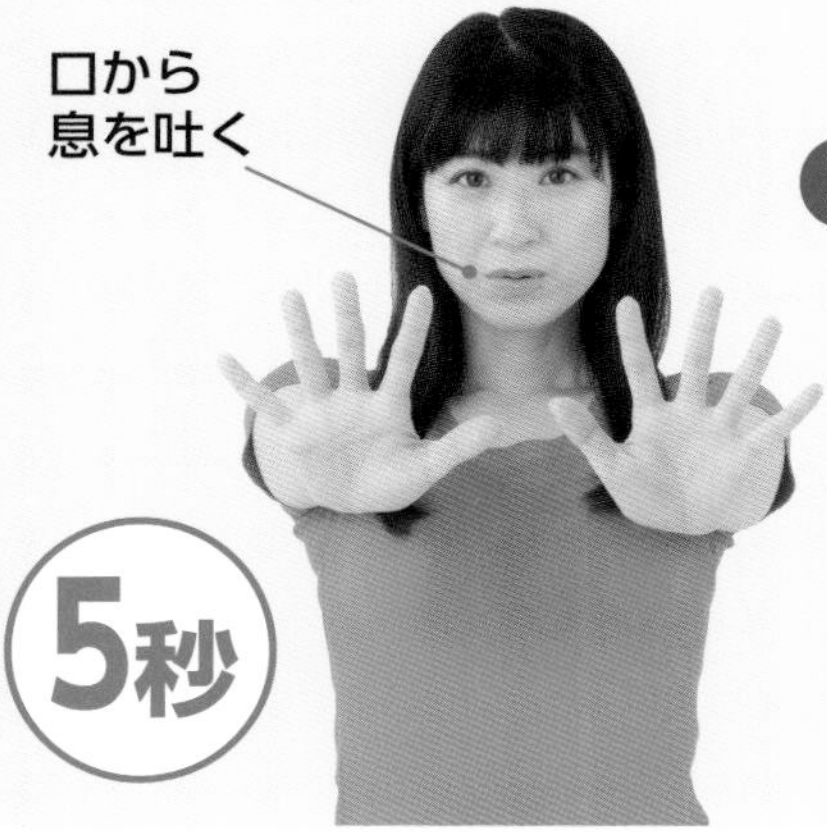

❸　口から息を吐きながら、両手を勢いよく前へ突き出す。このとき、手は「パー」の状態に開き、10本の指先を全部ピンと反らせる。
両手を突き出した状態を5秒間キープしたら、一気に脱力してリラックスする。
❶～❸を3回くり返す

震え上がるほど痛んだヘバーデン結節による手指の激痛が10秒神経マッサージで3カ月後には改善

当院の「ヘバーデン結節外来」には、長年、つらい痛みに悩んでいた方が数多く来院します。そうした患者さんの中には、初診で顔を見ると「さぞつらかったのだろうな」とわかるような表情の方が少なくありません。2019年の末に来院した加藤由紀恵《かとうゆきえ》さん（仮名・57歳）も、そんな一人です。加藤さんは、両手の人さし指から薬指までの指が痛み、中指の第1関節に赤くはれた水ぶくれができていました。近隣の整形外科で水ぶくれの液体を抜く治療を受けていましたが、痛みは強くなるいっぽうで、中指が自由に曲げられなくなったことも大きな悩みだったそうです。

加藤さんはみその製造工場で働いていますが、痛みが悪化するにつれ、みそが入った重い樽《たる》を持ち運ぶ作業がつらくなってきました。そのことを担当医に訴えたものの、この時点ではヘバーデン結節とは診断されず、「年のせいですね」「指の使いすぎです」といわれるばかりだったそうです。

そうした悩んでいた加藤さんは、私の著書を見たお姉さんのすすめで、当院を訪れました。来院時の加藤さんは、どの指も曲がりにくくなっており、「物にちょっと触れただけで震え上がるほど痛い」と訴えるほどでした。私は、加藤さんの指の激痛はヘバーデン結節によるものと診断しました。初診時の加藤さんの痛みのレベル（VAS）の値は7。そこで、神経ブロック注射と投薬治療に加えて「10秒神経マッサージ」を加藤さんに指導しました。すると、初診から1ヵ月で赤くはれていた指の水ぶくれが消退し、指の痛みも和らいできたのです。3ヵ月後には加藤さんはみそを手土産に来院されましたが、そのころにはVASの数値は4に改善し、指先の水ぶくれも完全に消失していました。しかも、痛みのストレスのせいで胃の不調にも悩んでいましたが、それもよくなってきたとのこと。「指の痛みが軽くなったので仕事もらくになった」と、初診時とは別人のような柔和な笑顔で話してくれました。

特筆すべきは、一般に、秋冬の寒い季節になると指先が冷えて痛みは悪化しやすくなりますが、加藤さんの場合は秋から冬にかけても、指の痛みは回復に向かい血色もよくなったことです。加藤さんのVASの値も2～3を推移し、指を動かしやすくなったので仕事もらくになったと喜んでいます。

※VASとは1～10で主観的な痛みの強さを示す指標。

ヘバーデン結節による痛みで仕事ができず悩んだが10秒神経マッサージで改善し、今では仕事もらく

私のクリニックでは、遠方に住んでいる人など当院まで来院できない患者さんに対し、パソコンなどを使用して来院しなくても治療が受けられるオンライン診療（保険適用）を行っています。ヘバーデン結節などの手指の病気の場合、パソコンやスマートフォンの画面で指の状態をくわしく診《み》ることができるので、オンライン診療でも十分に対応できるのです。

ここで紹介する橋本《はしもと》ゆかりさん（仮名・56歳）も、オンライン診療で相談に乗っている患者さんです。橋本さんは運送業に就いている大分県在住の女性で、長年、手指を使うたびに両手の指がひどく痛む状態が続き、特に重い段ボール箱を持ち運びすると両手の指に激痛が走ったといいます。近隣の整形外科で「ヘバーデン結節」と診断され、「できるだけ指を動かさずに安静にしてください」と医師からいわれていました。鎮痛薬を処方されていたものの、薬を服用してもほとんど効果がなく、愛媛県でヘバーデン結節外来を開設する当院をオンライン受診

したのです。

橋本さんの指の状態を診察した私は、自宅で「10秒神経マッサージ」をしてもらうことにしました。初診時に橋本さんの痛みのレベル（VAS）の値は4でしたが、何度かオンライン診療を続けると、橋本さんは「実はもっと痛みは強い。我慢している」と打ち明けてくれました。改めて橋本さんにVASの数値を聞くと、「7」とのこと。ふだんから痛みに耐えて仕事を頑張っていたのだと思います。

長年、ヘバーデン結節の痛みに悩まされてきた人の中には、橋本さんのように、痛みを我慢することに慣れてしまう人がいます。しかし、痛みの治療では、我慢は禁物。我慢していると、かえってどんどん痛みが増強して治りにくくなってしまいます。私は、そんな頑張り屋さんの人にこそ、10秒神経マッサージを続けてもらい、長く続くつらい指の痛みから解放されてほしいと願っています。

その後、橋本さんに10秒神経マッサージを続けてもらったところ、徐々に効果が現れだしました。初診から3ヵ月後にはVASの値が4、半年後は3、現在は2まで順調に改善しています。今では、橋本さんは家事や仕事で指を動かすことがらくになり、表情も見違えるように明るくなっています。

※VASとは1～10で主観的な痛みの強さを示す指標。

ヘバーデン結節の痛みケアには、ストレスを緩和する10秒呼吸や、冷えを退ける首・手首の保温も有効

ヘバーデン結節の治療効果を高めるために、日々の生活の中で心がけてほしいことがあります。ここでは、症状を改善に導くための生活のポイントを述べていきましょう。

●ストレス対策

ヘバーデン結節の患者さんは、痛みのために強いストレスに悩んでしまうものです。家事や仕事など以前ならできて当たり前だったことができなくなることにイラ立ちを感じ、自分自身を追いつめてしまう患者さんも少なくありません。

こうした過剰なストレスが続くと、自律神経（意志とは無関係に血管や内臓の働きを支配する神経）のうち心身に緊張をもたらす交感神経が優位になります。すると、血管が収縮して手指の血流が悪化し、痛みをより強く感じやすくなります。

そこで、ストレスに悩む人に取り組んでほしいのが「10秒呼吸」です。これは、鼻から息を大きく吸い、口をすぼめて息を細く長く吐き切るという動作をく

10秒呼吸のやり方

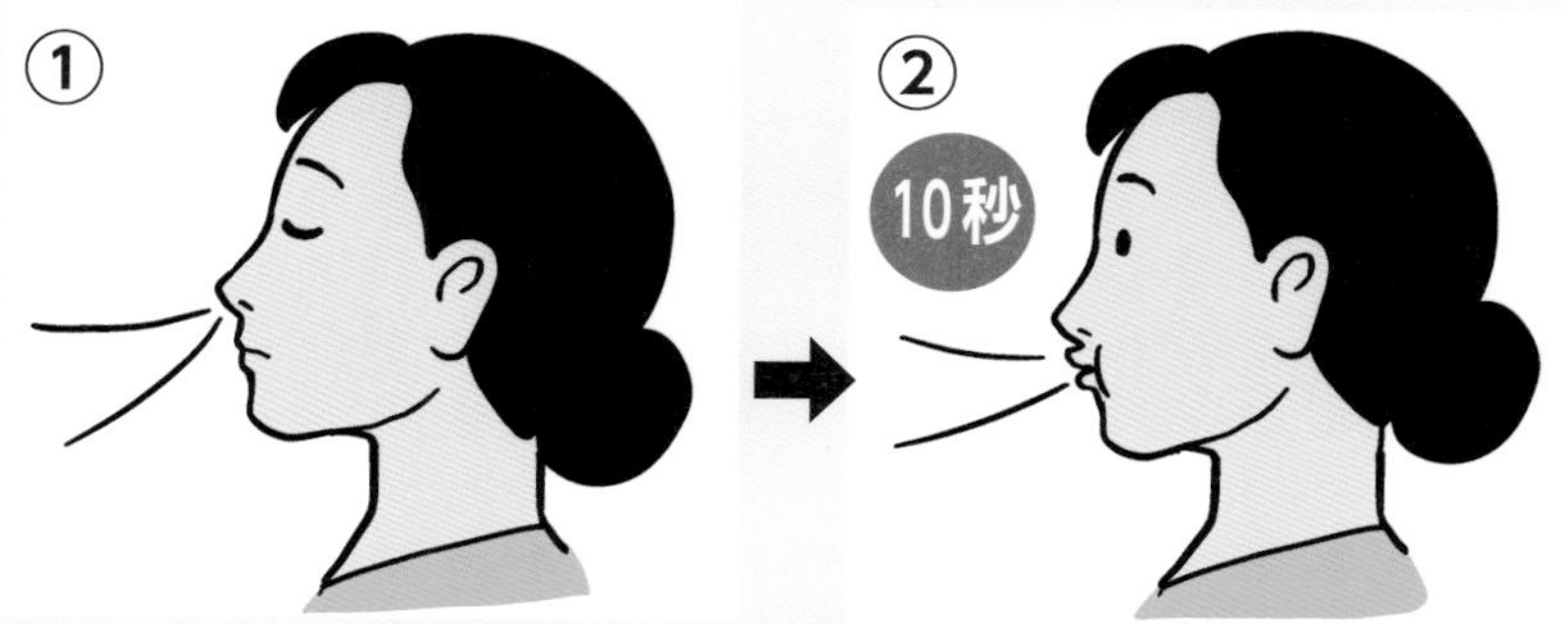

①目を閉じて、全力で一気に鼻から息を吸い込む。
②口をすぼめて10秒かけて細く長く息を吐く。
①②を3回くり返す。

り返す呼吸法です。鼻から息を勢いよく吸い込むと、脳とつながっている鼻の奥の静脈に外界の冷たい空気が送り込まれ、脳がリラックスします。そして、口をすぼめて息を長く吐き切ると、心身をリラックスさせる自律神経の副交感神経が優位になって血流が促進します。ストレスによる症状悪化を防ぐため、ストレスを感じたら行ってみてください。

●冷え対策

痛みの悪化を抑えるためには、手指の冷えを防ぎ、温めることが大切です。特に温めたほうがいい部位は、首、手首、指のまたの3ヵ所です。

首が冷えると、腕や手に向かって走る血管が収縮して血流が悪くなり指の痛みも悪化しやすくなります。首を露出する服装はさけ、首にストールやマフラーなどを巻いて保温してください。

手首には、指に向かって走る血管や神経が集中しているため、寒い時期は手袋で手首をしっかりと保温しましょう。

寒い季節はもちろん、夏も冷房対策を心がけてください。このほか、朝に手指がこわばるときには「ひじ湯」がおすすめです。深めのバケツに湯を入れ、手と腕のひじから先をつけると指が温まり、動かしやすくなります。

ひじ湯のやり方

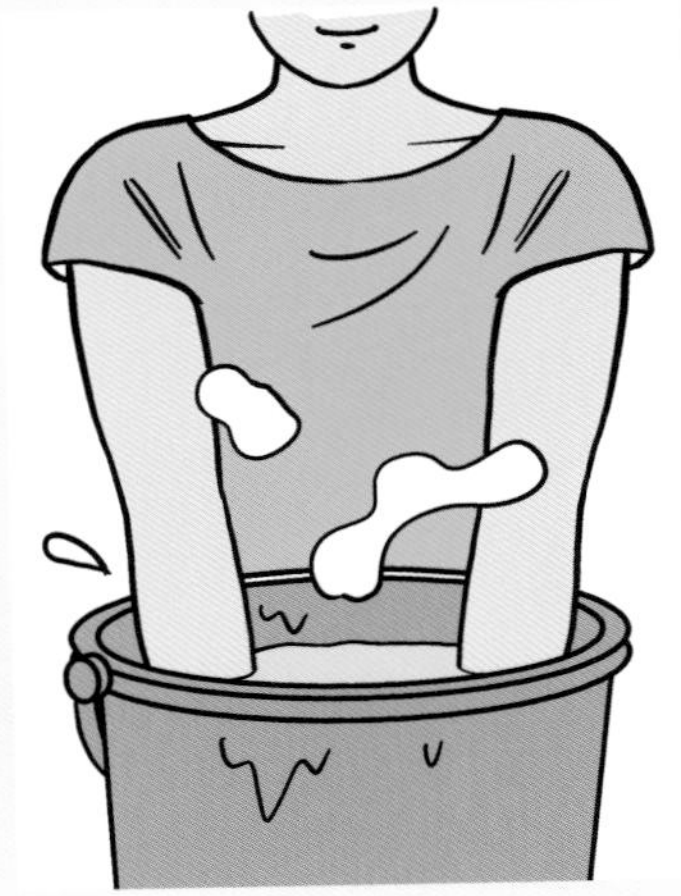

深めのバケツを用意してたっぷりと湯を注ぎ、適宜、水を足して湯の温度を 39 ～ 40 度 C に調整する。両腕をひじまでつけてリラックスする。

●大豆食品を積極的にとる

へバーデン結節の発症にはさまざまな要因がかかわっていますが、女性ホルモンの分泌《ぶんぴつ》の欠乏が疑われるケースもあります。**そこで、女性ホルモンのエストロゲンと似た働きをする大豆イソフラボンを積極的に補給するといいでしょう。大豆エストロゲンは、豆腐、納豆、豆乳、おからなどの大豆製品に豊富に含まれています。**

1日のうち3食のどこかで大豆食品を取り入れ、継続摂取するようにしてください。

第3章

しびれを伴う手指の痛みは手根管症候群の疑い大で、神経の働きを高める［指反らしグーパー］で改善

東京医科歯科大学形成・美容外科
非常勤講師・臨床教授
宇佐美聡

親指から薬指に痛み・しびれがあればパソコン仕事で多発する［手根管症候群］の疑い大

近年、手指の痛みに悩む人が多く見られますが、**手指の痛みにジンジンとしたしびれを伴う場合は「手根管症候群」が疑われます。手根管症候群は、一般的には親指から人さし指、中指、薬指の中指側にかけてしびれが生じるのが特徴で、病状が進むと感覚がマヒしたり、指が動かしづらくなったりするなどの症状が現れることもあります。また、夜間から明け方にかけてしびれや痛みが強まり、睡眠の妨げになることも少なくありません。**

手根管症候群は、料理を作る、食器を洗う、手芸をするなど、日常的に手首や手指をよく使っている女性に起こりやすいと考えられています。特に50代以上の女性に多く見られますが、これは家事や趣味で手を使う機会が多いことに加え、年とともに神経の周囲の骨や靱帯《じんたい》（骨と筋肉をつなぐ丈夫な線維組織）が衰えてくることも要因だと考えられています。また、更年期以降や妊娠中・出産後の女性に頻発する傾向があるため、女性ホルモンの減少が関係しているのではないかとの指摘もあります。もちろん、男性であっても、指先の細かな作業に従事する職人や料理人、手に負担のかかることの多い重労働者は、手根管症候群のリスクが高いといえるでしょう。

夜間痛は手根管症候群のサイン

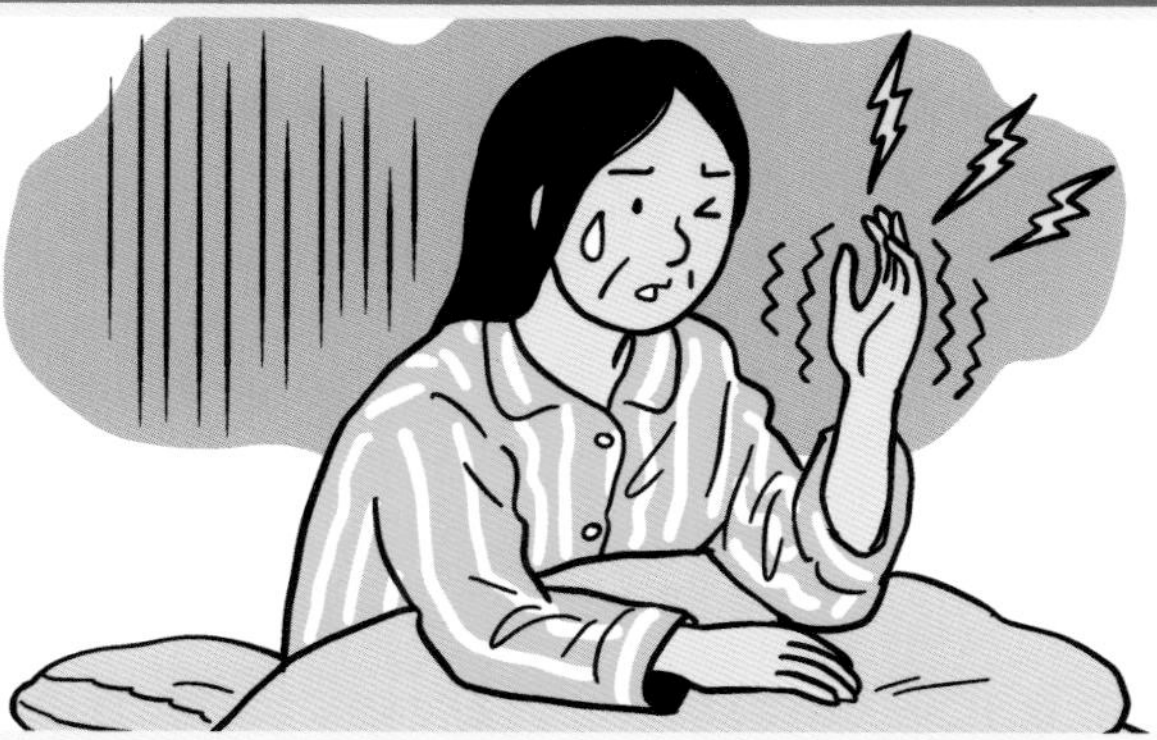

夜間から明け方にかけてしびれや痛みが強まり、睡眠の妨げになることもある。

一方で、最近は40歳以下の若い世代にも手根管症候群の症状を訴える人が増えています。その一番の要因は、パソコンやスマートフォンによる手首、手指の酷使と推測されています。パソコンでキーボードを打つときやマウスを操作するとき、スマートフォンを操作するときは、手首が反った状態で手指を動かすことになります。そうした姿勢や動作をくり返すと、手首や手指に大きな負担がかかり、手根管症候群の発症につながるのです。

このほか、骨折などによる手首の変形がある人、腎《じん》臓病で長期間の人工透析をしている人、糖尿病がある人も、手根管症候群になる可能性が高いので注意が必要です。

手根管症候群は手首を通る神経の圧迫が原因で、進むと親指がやせつまむ動作が苦手になる

手根管症候群は、どのようにして発症するのでしょうか。手根管とは、手のつけ根にある手根骨と靱帯《じんたい》（骨と筋肉をつなぐ丈夫な線維組織）に囲まれたトンネル状の空間のことをいいます。この部位には、手指の感覚と動きをつかさどる正中《せいちゅう》神経と、手指を曲げる働きを担う複数の腱《けん》（屈筋腱）が通っています。

正中神経は、親指から薬指の中指側にかけての各指の感覚や親指のつけ根の筋肉の運動を支配する神経で、この神経がなんらかの原因で圧迫されると手根管症候群を発症します。例えば、手首や手指を酷使して手根管の中の腱を覆う滑膜《かつまく》（関節や腱を覆う薄い膜）がむくむと、手根管内圧が高まって正中神経が圧迫されます。また、加齢で骨や靱帯が弱くなると、手根管を支える構造がくずれて神経が圧迫されやすくなります。こうしたことが原因で、正中神経への血流が滞り、しびれや痛みなどの症状が現れると考えられているのです。

症状が進むと指の感覚が鈍って動かしづらくなり、**手首を曲げるだけで指先に**

しびれや痛みが生じるようになります。親指のつけ根にある筋肉のふくらみ（母指球）がやせてきて、親指と人さし指できれいにOKサインを作れなくなったら要注意です。物をつまんだり、握ったりする力が衰えてきた兆候です。そうなると洋服のボタンを留める、ペットボトルのフタをあける、紙幣を財布から取り出す、といった、日常のさまざまな動作に不便を感じるようになるのです。

手根管症候群とは

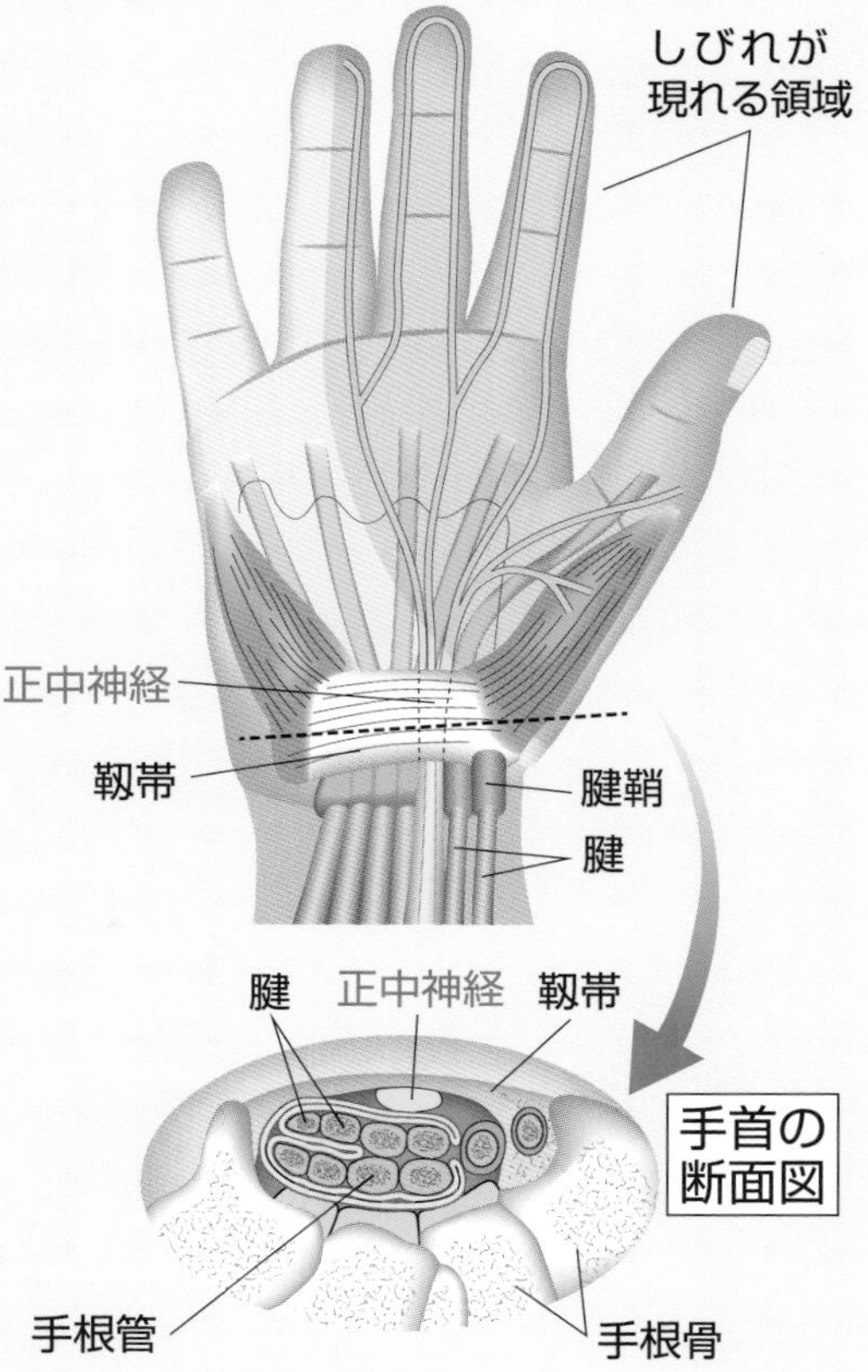

親指から薬指の中指側にかけて痛みやしびれが起こる疾患。

手首にある骨と靱帯に囲まれた空間（手根管）に指を動かす腱や正中神経が通っていて、腱を覆う滑膜がむくんだり、加齢で骨や靱帯が弱くなって手根管の構造がくずれたりして手根管の内圧が高まると、正中神経が圧迫されて血流が滞り痛みやしびれが生じる。

手根管症候群の悪化予防には手首を反らす姿勢をさけるのが大切でパソコン仕事は手首枕を使え

手根管症候群を発症した場合、まずは手首を安静に保つことが大切です。そのためには、パソコン作業や裁縫など、手指をよく使う作業は控えるようにしてください。やむを得ず続ける場合は、せめて1時間に1回、10分程度の休憩を取るようにしましょう。

また、手首や手指への負担をできるだけ減らすことも大切です。パソコンを使うときは、キーボードの手前に手首枕や折りたたんだタオルを置いて、手首がまっすぐな状態で操作できる工夫をしましょう。料理でフライパンなどの重い鍋を扱うときは、必ず両手で持つようにしてください。そのほか、重い物を手で持ったり、振動する工具を長時間使用したり、手に体重をかけたりすることをさけるのも重要です。

作業の途中でしびれや痛みが強くなったときは、無理をせず中断します。そのさい、冷たい水に10分くらい手をつけたり、氷枕で手を冷やしたりすれば、使い

パソコン作業をするときの注意点

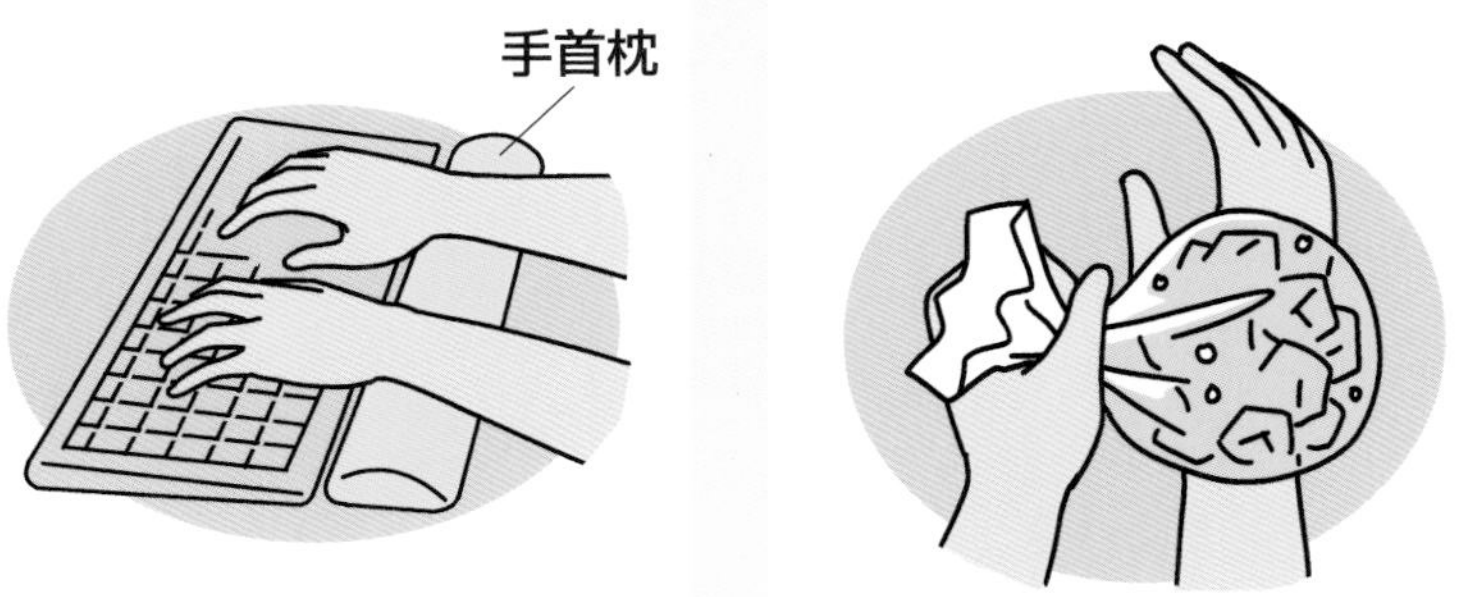

パソコンを使うときは手首枕を置いて手首が反る姿勢をさける。痛みが強くなったら氷枕などで手首を冷やす。

すぎによる炎症を抑えるのに役立つでしょう。

手根管症候群の治療の基本は、装具療法と薬物療法です。中でも、スプリントと呼ばれる装具で手首を固定する手段はとても有効で、夜寝るときに装着すれば朝方に起こるしびれや痛みを防ぐことができ、症状の改善に役立ちます。また、病院では必要に応じて消炎鎮痛薬や神経の機能を回復させるビタミンB12、手のむくみを軽減させる漢方薬などを処方します。

しびれや痛みが強い患者さんには、プレガバリン（製品名「リリカ」など）やミロガバリン（製品名「タリージェ」など）などの神経障害性疼痛《とうつう》治療薬や、局所麻酔薬入りのステロイド注射を用いることもあります。それでも改善が認められない場合は、正中《せいちゅう》神経の圧迫を取り除く手術（直視下手根管開放術、または内視鏡による手根管開放術）が検討されます。

手根管症候群の回復を促すには手首を通る神経の働きを高める「指反らしグーパー」が効果大

手根管症候群は、何もせずにいると症状が悪化してどんどん治りにくくなってしまいます。そこで、ぜひ、試してほしいのが運動療法です。

私がおすすめしているのが、「指反らしグーパー」と「腕伸ばし」という2種類の体操です。これらは専門的には「正中神経滑走《せいちゅうしんけいかつそう》運動」と呼ばれるもので、手根管内で正中神経を滑らせ、正中神経の周囲の血流改善を促して酸素や栄養を十分に行き渡らせます。その結果、腱《けん》や滑膜《かつまく》（関節や腱を覆う薄い膜）のむくみが改善して手根管内の正中神経の圧迫が和らぎ、正中神経の神経伝達が改善して手根管症候群の回復を促す効果が期待できるのです。

指反らしグーパーは、わきを締めてひじを曲げ、手のひらを自分のほうに向けて手首をやや内側に倒します（屈曲させる）。この状態で6秒数えたら、手指の力を抜き、手を軽くグーの形に握って休ませます。この動作を10回くり返します（くわしくは77ページを参照）。手首を内側に倒す動作がしづらい人は無理に手首を曲げ

正中神経滑走運動の効果

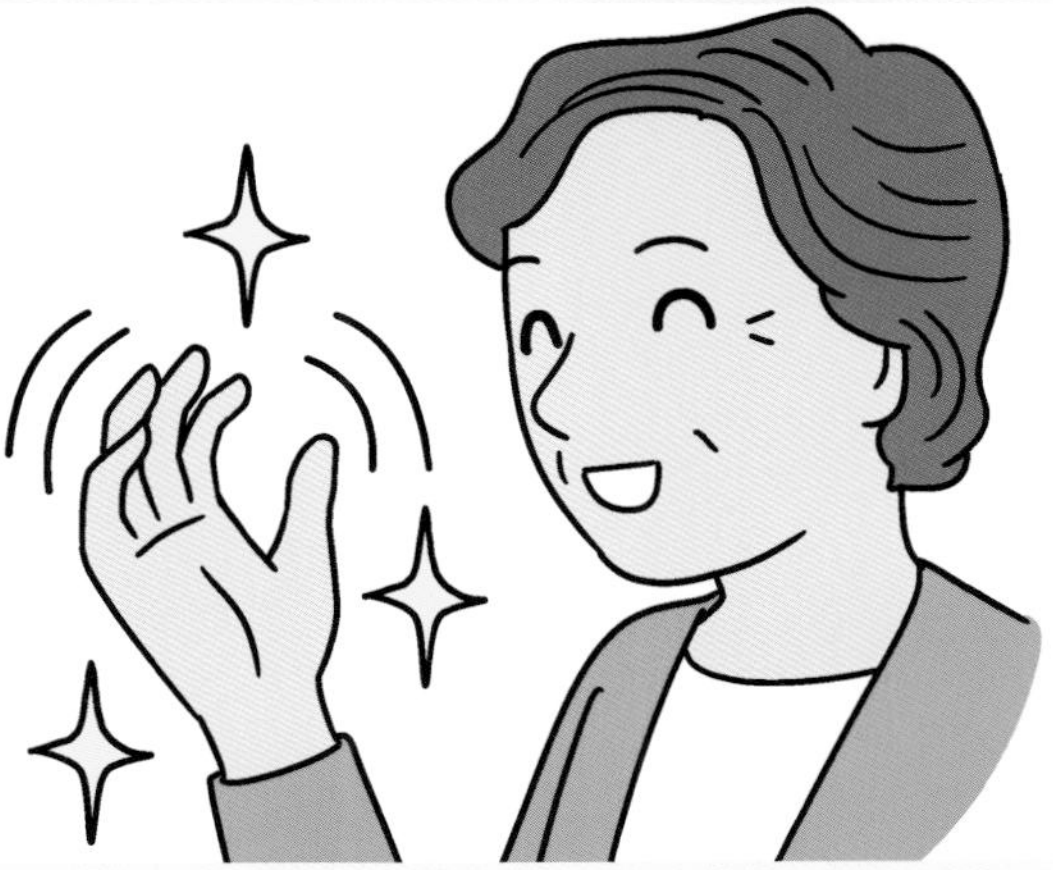

一般的な治療とセットで行うことで、手根管症候群による手のしびれや痛みが早く改善する、つまむ力や握力がより向上する、手術へ移行する割合が減るなどの成果が認められている。

る必要はありません。

腕伸ばしは、手を軽く握って横に伸ばし、首を反対方向に倒します。神経が伸びていることを感じながら、この姿勢を6秒キープします。6秒たったらひじを軽く曲げて休みます。この動作を10回くり返します（くわしくは78ページを参照）。腕伸ばしは、あおむけに寝た状態で行うと神経が伸びている感覚がよりわかりやすいでしょう。

海外で行われた調査でも、正中神経滑走運動の有効性が高く評価されています。一般的な治療とセットで行うことで、しびれや痛みが早く改善する、つまむ力や握力がより向上する、手術へ移行する割合が減るなどの成果が見られ、患者さんの満足度が上がっているとの報告があるのです。

指反らしグーパーを指導したら手根管症候群による手のしびれが和らぎ握力も向上する人が多い

私が勤務する病院では、軽度から中等度の手根管症候群の患者さんに対して、装具療法と運動療法を併用した治療を積極的に行っています。以前、41人（50手）の患者さんを対象に、6ヵ月間、スプリントによる夜間固定に加え、指反らしグーパーと腕伸ばしを指導し、その経過を観察する試験を行ったところ、25人（33手、66％）の症状が軽快したのです。**さらに、初診時と最終診療時でそれぞれ手の状態を評価、比較してもらった結果、握力やつまむ力も有意に向上していたこともわかりました。**

一方、残りの16人（17手、34％）は途中で手術へ移行していました。その大半は高齢者で、握力の低下がかなり進行している人でした。このことから、**運動療法の治療効果を十分に得るには握力の低下が起こる前、つまり、しびれや夜間痛などが生じた初期の段階で始めることが大切です。**

指反らしグーパー

1セット1分

体操の効果 正中神経を組織内で滑走させて神経伝達を促したり、手根管内の血流を促して腱や滑膜のむくみを改善して正中神経の圧迫を除いたりする。

❶ わきを締め、ひじを曲げた状態で手首をやや内側に傾け、5本の手指を6秒伸ばす。

※手指を内側に傾けるのが難しい場合は、まっすぐな状態で行ってもかまわない。

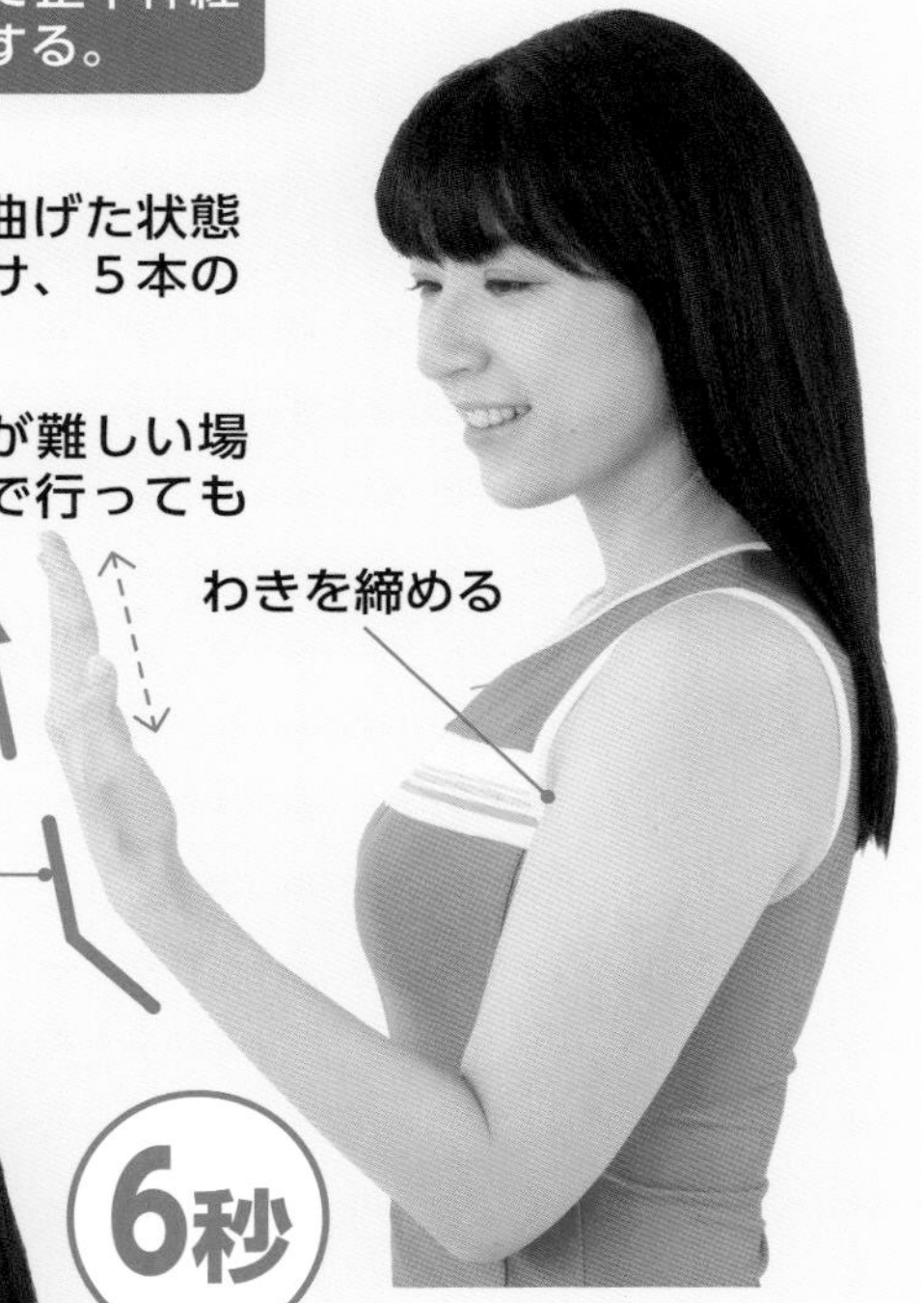
わきを締める
手指をできるだけ伸ばす
手首を内側に傾ける
6秒

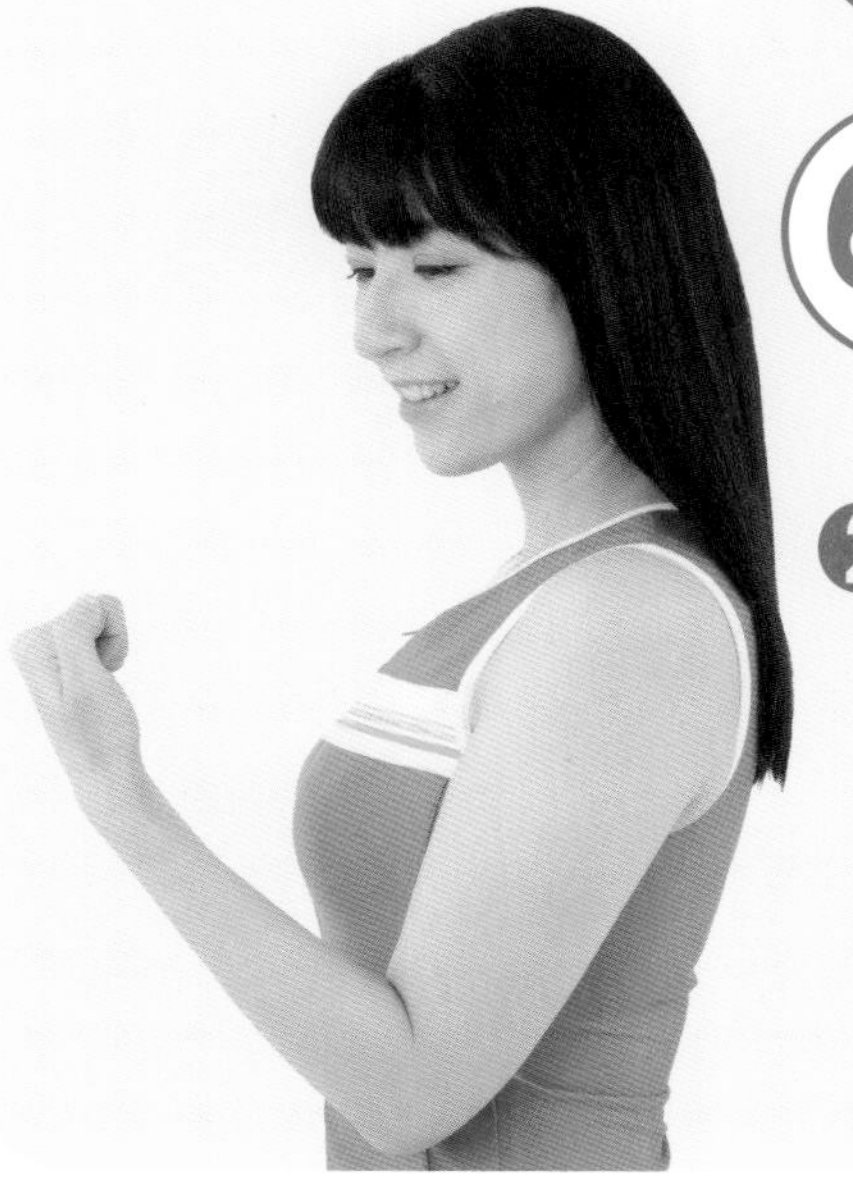

❷ 6秒伸ばしたら、手指の力をゆるめて軽くグーに握る。

❶❷を10回くり返す
1セットで約1分

1日5セットを目標に行う。

手根管症候群に効く

腕伸ばし

1セット1分

体操の効果 正中神経を組織内で滑走させて神経伝達を促したり、手根管内の血流を促して腱や滑膜のむくみを改善して正中神経の圧迫を除いたりする。

❶ 手を軽く握って手首を下に反らした状態で腕を横に伸ばし、反対方向を向いて首を傾ける。神経が伸びていることを感じながら、この姿勢を6秒キープする。

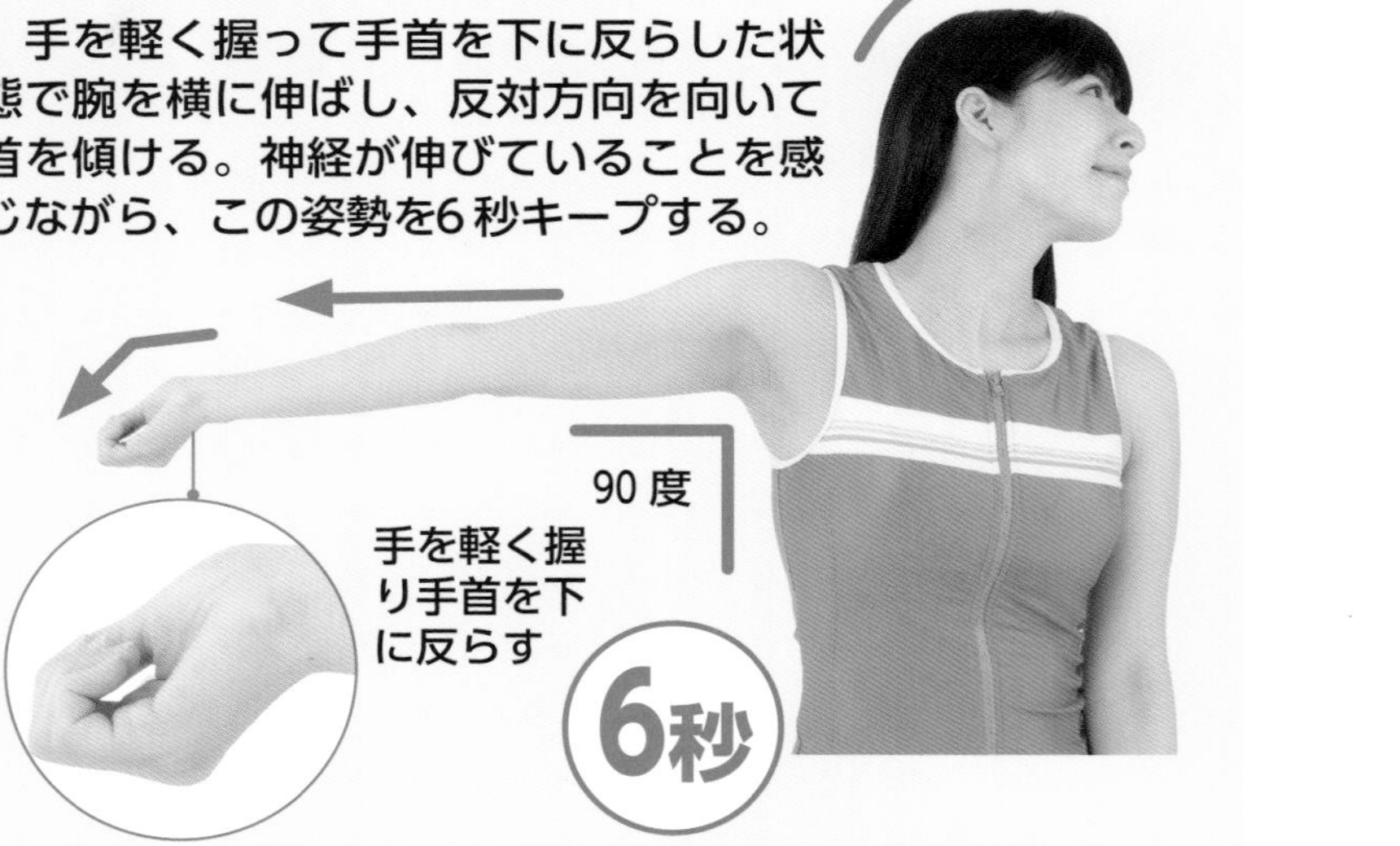
首を傾ける
90度
手を軽く握り手首を下に反らす
6秒

❷ 6秒キープしたら、ひじを軽く曲げて休む。

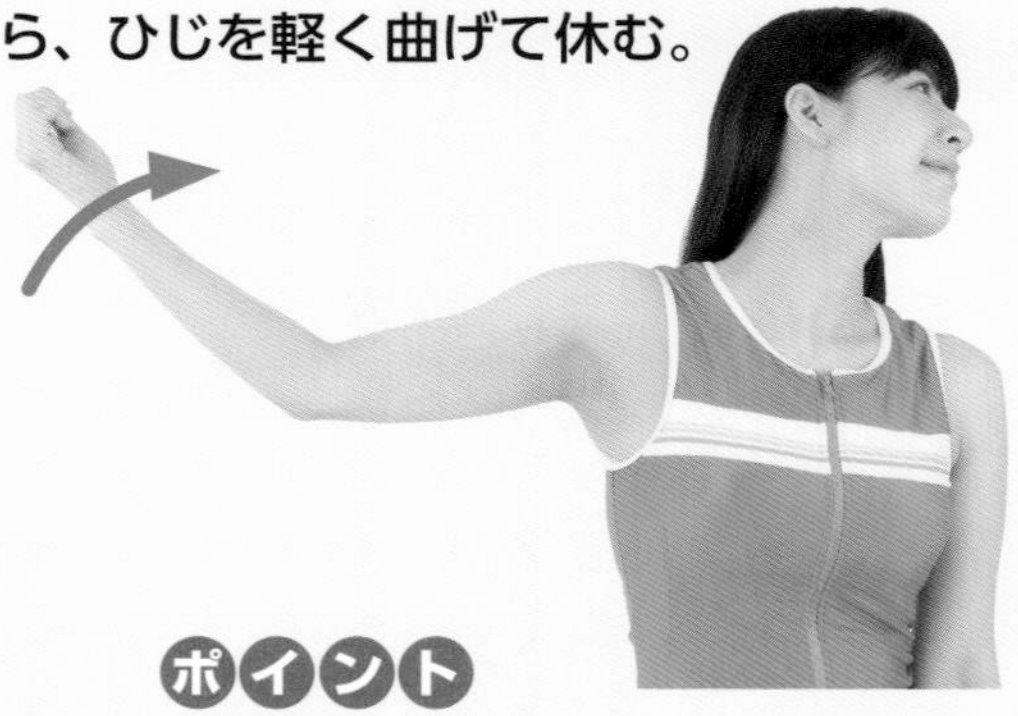

❶❷を10回くり返す 1セットで約1分

1日5セットを目標に行う。

ポイント

あおむけに寝た状態で行うと正中神経が伸びている感覚がわかりやすい。

つらい梱包作業で招いた手根管症候群の手指の痛みが指反らしグーパーで仕事を休まず3ヵ月で改善

ここでは、実際に指反らしグーパーや腕伸ばしを行い、手根管症候群が改善した人を紹介しましょう。

白石《しらいし》佳《か》代《よ》さん（50代後半・仮名）は、長年、製造関連の会社に勤め、荷物の梱包《こんぽう》作業を担当していました。段ボール箱に荷物をつめたり、段ボール箱の口をガムテープで留めたりするのが主な仕事で、重い荷物を運ぶことも多かったそうです。

そんな白石さんが手に痛みとしびれを覚えたのは、当院にくる約2ヵ月前のこと。両手ともにしびれと痛みが現れ、右手の症状が強く、明け方になると痛みで目を覚ましてしまうこともしばしばでした。また、しびれや痛みは日中にかけても続いたため、仕事にも影響が出てすっかり困り果てていたのです。

そこで、当院で検査をした結果、白石さんは中等度の手根管症候群であることがわかりました。その一番の原因は、仕事による手の酷使だと考えられたので、本来であれば、一定期間仕事を休み安静に過ごすことが望ましいのですが、白石さんは「仕事を休むことはできない」とのこと。そこで、手術も視野に入れた治療計画を提案しましたが、白石さんの希望で保存療法（手術以外の治療法）での回復をめざすことになりました。具体的には、寝るときには装具で手関節を固定し、仕事が終わったら必ず両手の関節を冷やしてもらい、それと並行して「指反らしグーパー」と「腕伸ばし」の二つの体操を欠かさず続けてもらったのです。

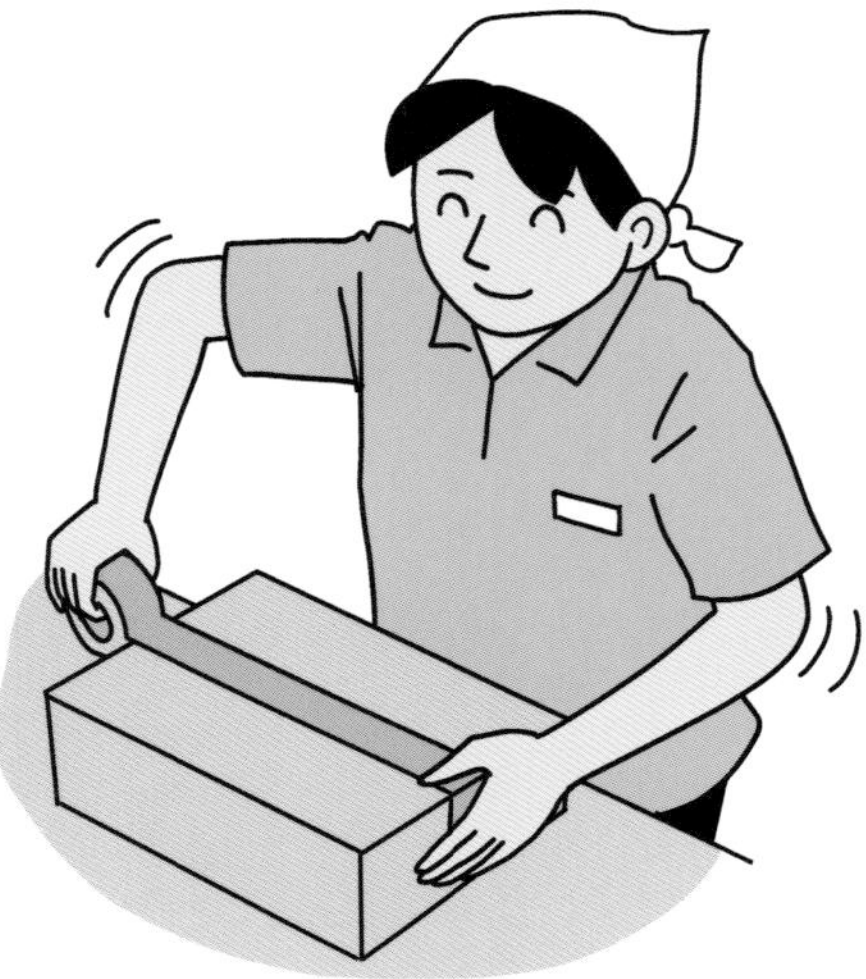

仕事を続けながら症状が改善した。

すると、1ヵ月ほどで右手のしびれが徐々に和らいできました。さらに治療を続けると、3ヵ月後にはしびれを全く感じなくなったそうです。この間、白石さんは仕事を休むことはありませんでした。

原因と思われる仕事を続けながらもこれだけの改善を図ることができたのは、装具療法に頼るだけでなく、運動療法にも積極的に取り組んだからだと思われます。手のしびれがすっかりなくなり、白石さんは以前のように元気に仕事を続けています。

薬指外側と小指のしびれを伴う痛みは[肘部管症候群]が疑われ、テニスをする人に多発

手指の痛みに加え、手の小指や薬指の小指側にしびれが出ている人は「肘部管《ちゅうぶかん》症候群」の可能性があります。**肘部管症候群は、ひじの内側にある肘部管と呼ばれる管の中を通っている尺骨《しゃっこつ》神経が慢性的に圧迫されたり、引っぱられたり、本来の位置からずれたりすることで起こる病気で、男女や年齢に関係なく、テニスやゴルフ、野球といったスポーツをしている人や大工など、ひじをよく使う人に見られます。また、子供のころにひじのケガや骨折をした経験のある人、加齢でひじに変形が生じている人も発症しやすいといわれています。**

尺骨神経は、上腕から前腕を通って小指と薬指の先まで伸びている長い神経で、小指と薬指の小指側の感覚を支配すると同時に、手の細かな動作を担う筋肉(手内筋)の動きにも関与しています。そのため、尺骨神経が障害を受けると、小指と薬指にしびれや痛みが生じて、うまく動かせなくなります。**進行すると、手のひらの小指側のふくらみ(小指球)や手の甲の人さし指と親指の間(骨間筋)**

肘部管症候群とは

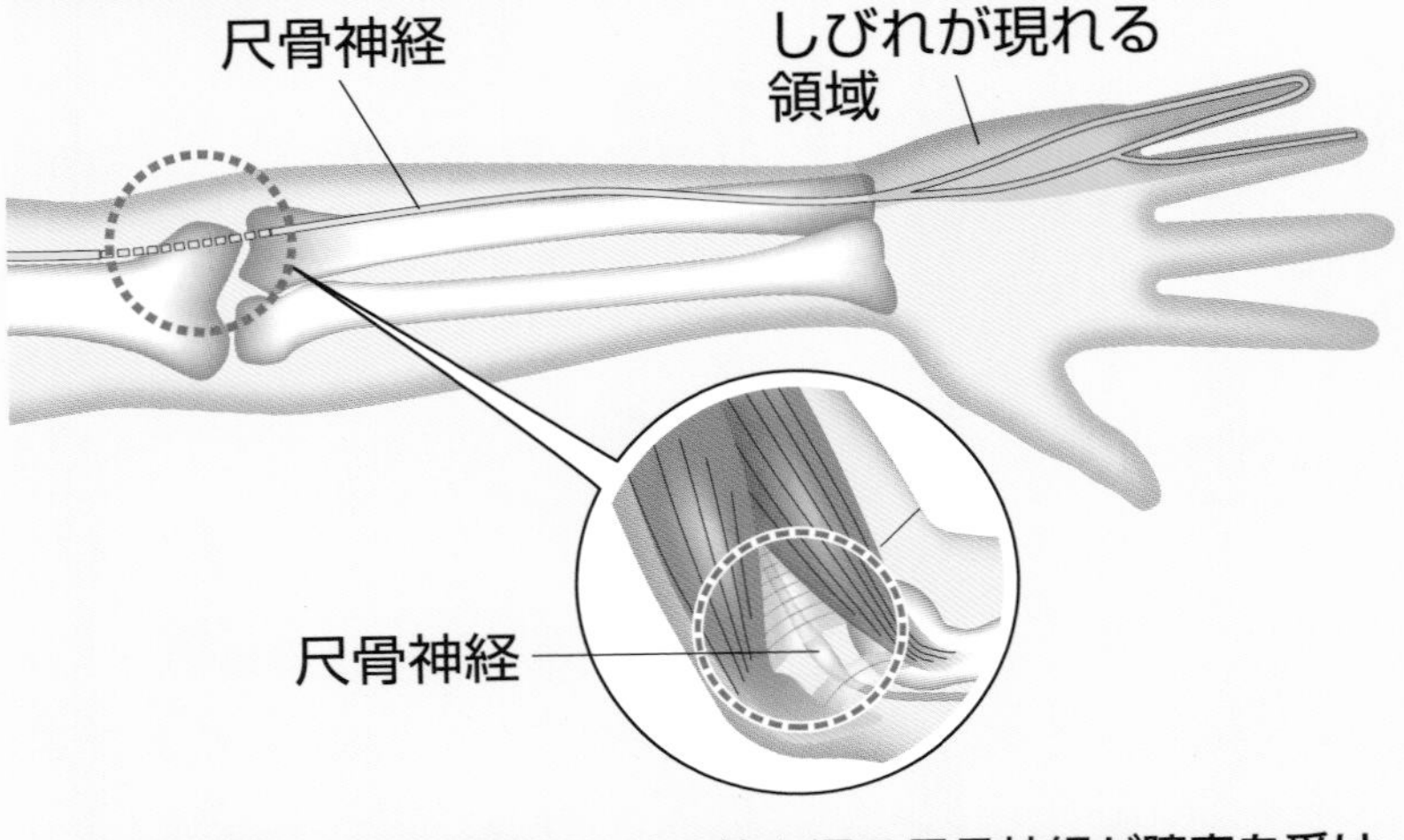

ひじの内側にある肘部管という管を通る尺骨神経が障害を受け、尺骨神経の支配領域である小指や薬指にしびれや痛みが生じる疾患。

がやせてきて、手の細かな作業がしづらくなったり、握力やつまむ力が低下したりして日常生活にも支障をきたします。

また、小指と薬指が伸ばせなくなったり、指をそろえられなくなったりするほか、手指がいびつに変形（専門的にはかぎ爪変形や鷲手《わして》変形という）することもあります。

肘部管症候群になると、ひじの内側の骨の出っぱりの下を軽くたたいただけで小指や薬指にしびれが起こります。また、両手の親指と人さし指で紙を持ち、反対方向に引っぱったときに紙がスッと抜けてしまったり、親指の第1関節が曲がったりします。疑わしい症状があるときは、病院で検査してもらいましょう。

肘部管症候群による手指の痛みの改善には、ひじの神経の働きを高める[壁押しエクサ]が有効

肘部管《ちゅうぶかん》症候群と診断されたら、まずはひじの安静が第一です。**日常生活では、長時間ひじを曲げるような動作をさけるとともに、夜間はひじを装具などで固定して、できるだけひじを伸ばした状態を維持しましょう。**病院で処方される消炎鎮痛薬や神経を回復させるビタミンB_{12}などを使うのも有効ですが、症状の回復には、そうした保存療法（手術以外の治療法）とともに、手のひらで正面の壁を押してひじを伸ばす「壁押しエクサ」と、手のひらを上に向けた状態で腕を伸ばす「手首起こし型腕伸ばし」の2種類を行うことをおすすめします（くわしいやり方は84～85ジペーを参照）。

これらは「尺骨神経滑走運動《しゃっこつしんけいかっそう》」と呼ばれるもので、肘部管内で尺骨神経を滑らせ、周囲の血流を促して組織のむくみを軽減し、尺骨神経の働きを高める効果が期待できます。これらの体操は、痛みが出ない範囲で行うことが大切です。体操の途中でしびれや痛みが強くなったときは、無理をせずすぐに中止しましょう。

壁押しエクサ

1セット1分

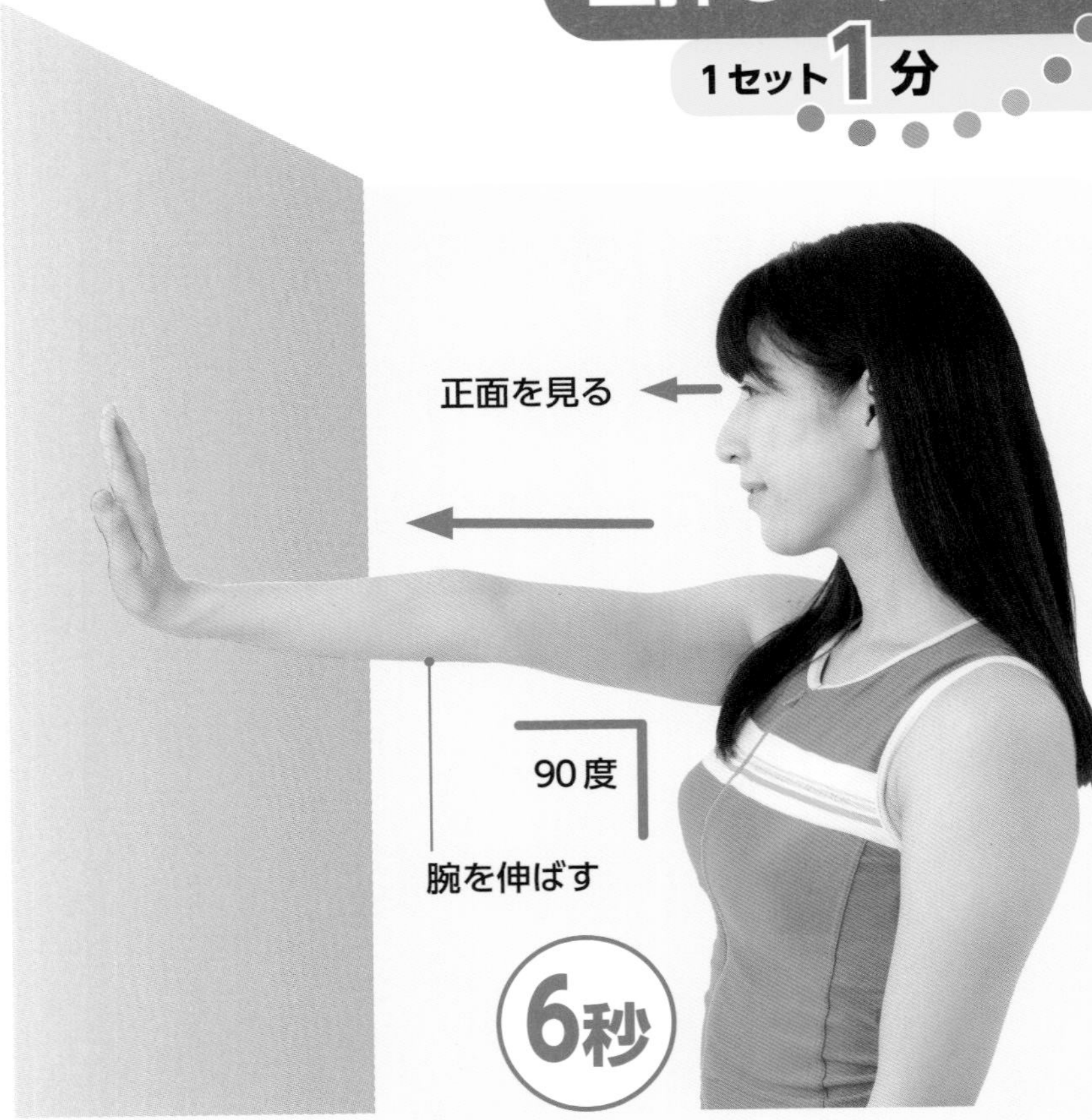

壁の前に立ってひじをまっすぐに伸ばし、手を広げて壁に手を当てたら、グッと6秒間壁を押す。6秒押したら力をゆるめ、もう1度押す。

体操の効果

尺骨神経を組織内で滑走させて神経伝達を促したり、肘部管内の血流を促して腱のむくみを改善して尺骨神経の圧迫を除いたりする。

10回くり返す
1セットで
約1分

1日5セットを目標に行う。

肘部管症候群に効く 手首起こし型腕伸ばし

1セット1分

体操の効果 尺骨神経を組織内で滑走させて神経伝達を促したり、肘部管内の血流を促して腱のむくみを改善して尺骨神経の圧迫を除いたりする。

❶ ５本の指先を重ねて手首を上に曲げ、腕を伸ばし、反対方向を向いて首を傾ける。尺骨神経が伸びていることを感じながら、この姿勢を6秒キープする。

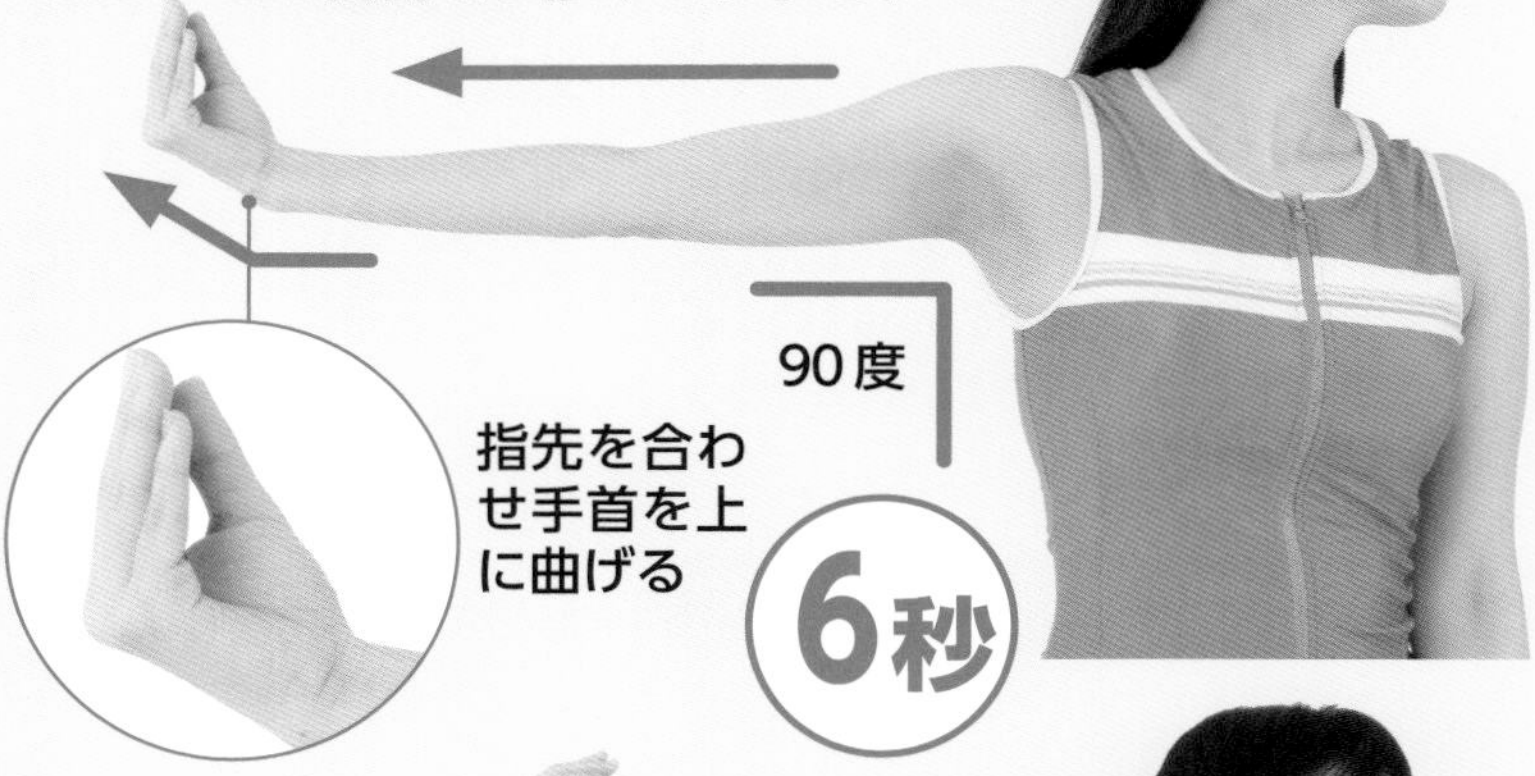
首を
傾ける
90度
指先を合わせ手首を上に曲げる
6秒

❷ 6秒キープしたら、ひじを軽く曲げて休む。

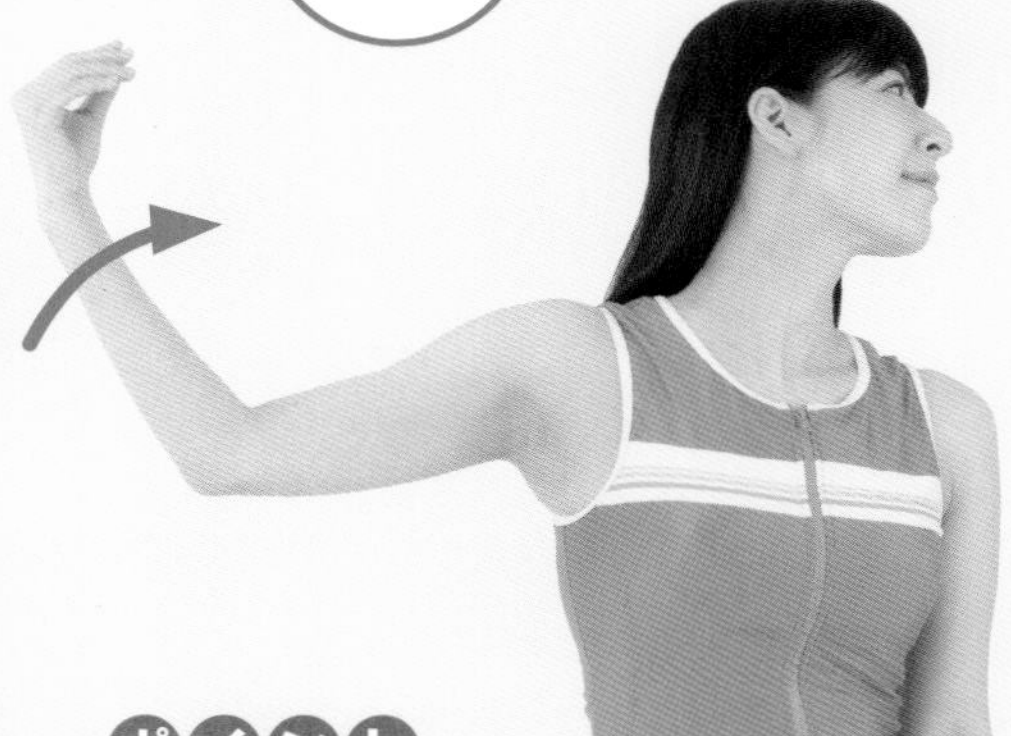

❶❷を10回くり返す1セットで約1分

1日5セットを目標に行う。

ポイント

あおむけに寝た状態で行うと尺骨神経が伸びている感覚がわかりやすい。

手根管症候群と肘部管症候群の有無がわかる！
自分でできる2種の簡単テスト

手指のしびれの原因を調べる簡単テストを紹介します。手根管症候群は正中《せいちゅう》神経の圧迫の有無を調べる**ファーレン・テスト**、肘部管《ちゅうぶかん》症候群は尺骨《しゃっこつ》神経のマヒを調べる**フローマン・テスト**という方法です。疑いのある人は試してみてください。

手根管症候群の簡単テスト

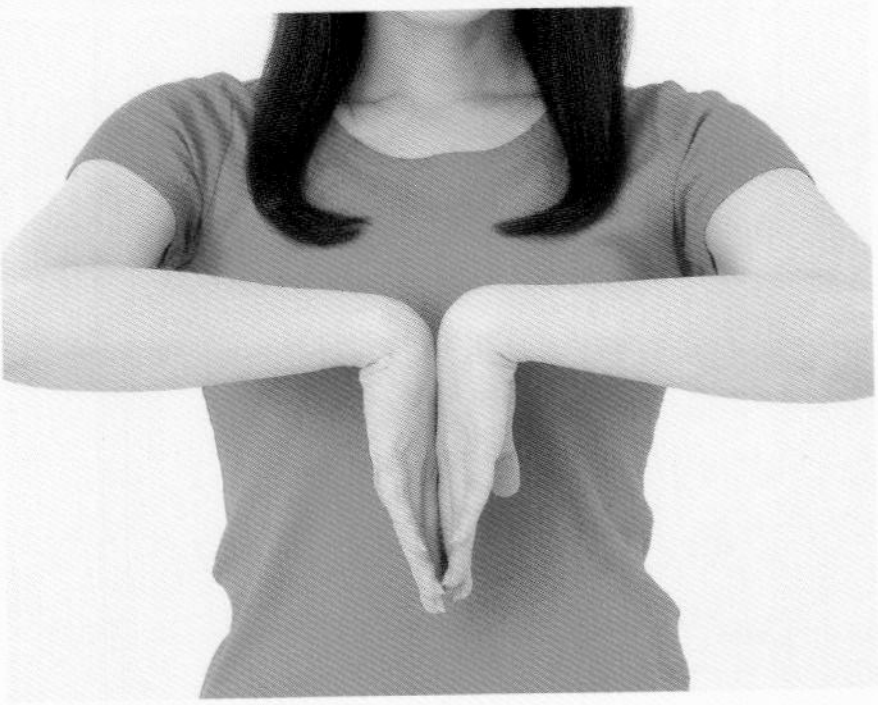

胸の前で指先を下に向けて両手の甲をピッタリとくっつける。この状態で1分間ようすを見て、しびれが現れたり強まったりしたら、手根管症候群の可能性がある。

肘部管症候群の簡単テスト

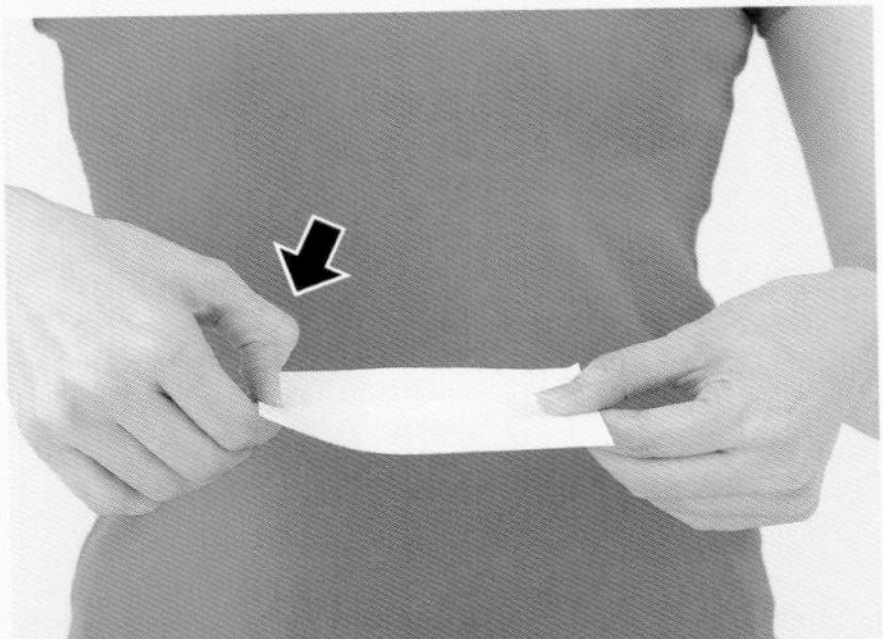

両手の親指と人さし指で紙の両端をつまみ、両側に引っぱる。このとき左写真のようにどちらか一方でも親指の第1関節が曲がるようなら肘部管症候群の疑いがある。

第4章

指の曲げ伸ばしが困難な腱鞘炎の一種ばね指の自力克服法は医大病院でも行う手指体操［1本指ストレッチ］

東京女子医科大学
整形外科手肘関節グループ助教
岩倉菜穂子

指を曲げ伸ばしすると引っかかる腱鞘炎の一種［ばね指］に悩む人が多く、糖尿病の人は特に注意

●手指を動かすと指が痛む。
●指を伸ばそうとすると「カクン」と引っかかりを感じる。
●指が曲がったまま動かなくなることがある。

そうした症状があったら、腱鞘炎《けんしょうえん》の一種である「ばね指」が疑われます。

手のひらには、指先から手首にかけ、骨と筋肉をつなぎ指を曲げる腱《けん》（屈筋腱）が通っていて、その途中には腱を鞘《さや》のように覆い浮き上がりを防ぐ腱鞘（靱帯《じんたい》性腱鞘）というトンネル状の組織があります。

加齢や指の使いすぎで腱鞘に炎症が起こり、強い痛みやはれが生じた状態を「腱鞘炎」といいますが、その状態が続き腱鞘が硬く厚みを増すと、腱が締めつけられたり腱にはれが生じたりして、腱鞘の中をスムーズに通れなくなります。すると、指を動かすときに腱鞘の中で腱が引っかかったり、引っかかりがはずれたりする「ばね現象」が現れます。これを、ばね指といいます。

ばね指とは

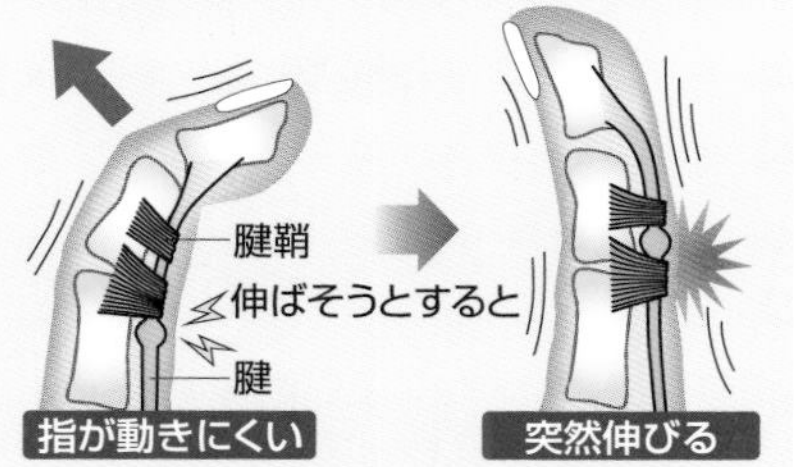

腱鞘が肥厚したり腱にはれができたりして、指を伸ばそうとすると腱が腱鞘に引っかかり、ばねのようにはねる症状が現れる。腱鞘炎の一種。

ばね指は、主に利き手の親指のつけ根と中指に多く発生する傾向がありますが、どの指にも起こりえます。指のつけ根に痛みや熱、はれがあるのも、ばね指の特徴で、放置すると、指の関節に拘縮《こうしゅく》（動く範囲に制限が生じてこわばっている状態）が起こって治療が難しくなるため、痛みや引っかかりを感じたら、早めに整形外科を受診して治療を始めることが大切です。

ばね指は、一般には家事や仕事で手指をよく使う中年女性に多く、特に更年期以降の女性や、妊娠中・産後の女性に頻発するといわれていました。そのため、女性ホルモンの減少が発症に関係していると考えられています。

また、糖尿病の人に多発することが知られており、ばね指の生涯有病率は通常では2～3％ですが、糖尿病患者では10％と約5倍も多いとの報告があります。男性がばね指を起こした場合、糖尿病の可能性があるので要注意です。

このほか、透析を受けている人や、関節リウマチや手根管症候群といった病気がある人も、ばね指を併発しやすいことが知られています。

ばね指の治療は安静とステロイド注射が主だが、腱の働きを高める運動療法で改善率が向上

ばね指の治療法は、保存療法（手術以外の治療法）と手術療法の２種に大別できます。保存療法では、まず手指を安静にすることが重要で、指を使う作業を控えて手指を十分に休ませたり、テーピングや装具で患部を固定したりして手指の負担を減らします。痛みを抑える消炎鎮痛薬を患部に塗ることもあります。

痛みが強い場合には、炎症を起こしている腱鞘《けんしょう》内にステロイド注射を行うのが一般的です。ステロイド注射は、針を刺すときに痛みを伴うものの、速効性があります。ただし、痛みが再発することがありますし、糖尿病などほかの病気を持っている人は、注射を受けられない場合もあります。

保存療法で改善が認められない人や、指が曲がったまま伸びなくなった重症例では、手術を検討します。手術は引っかかりが生じている腱鞘の一部を切り離してばね現象を解消するもので、日帰りで行うことができます。

さて、治療では安静が重要とはいうものの、指や手を動かさないままでいる

と、手指の関節が衰えて動きがより悪くなることが懸念されます。そこで、私が勤務する東京女子医科大学病院では、初診時に運動療法として指のストレッチを指導しています。

このストレッチは、徳永進《とくながすすむ》医師（松戸整形外科病院副院長・上肢《じょうし》センター長）が考案した「とくなが法」と呼ばれるもので、「1本指ストレッチ」と「ブロックつかみ」の2種類から成ります。次のページでくわしく紹介していきましょう。

ばね指の主な治療法

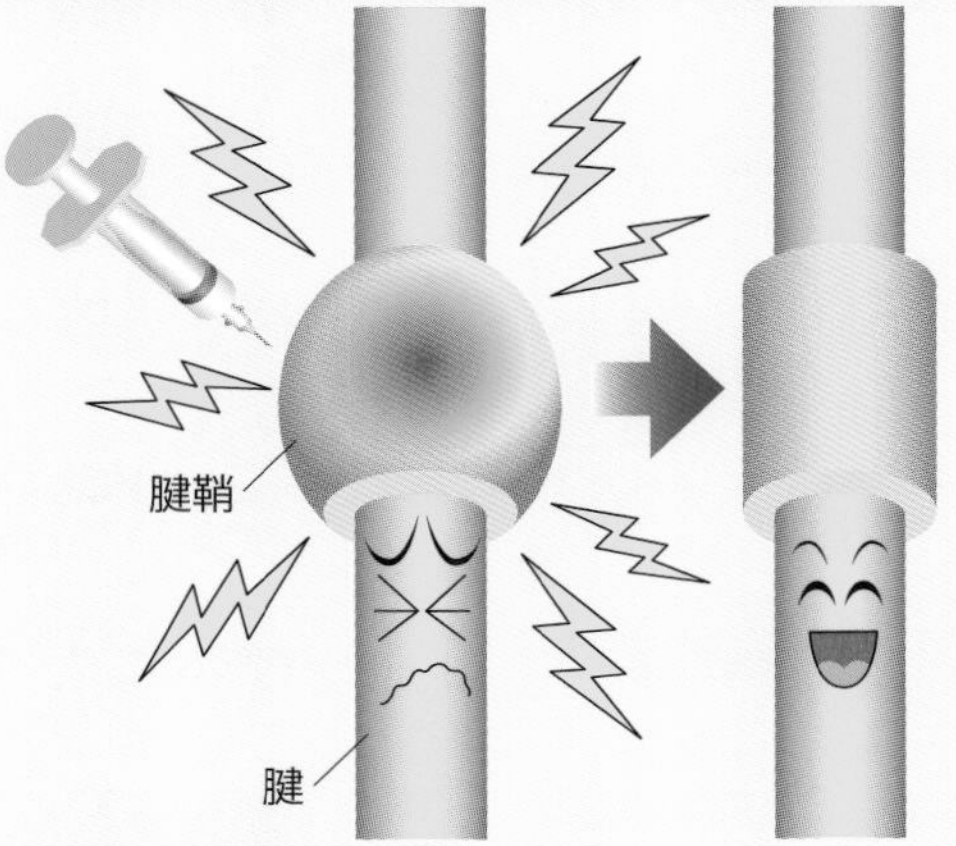

● ステロイド注射

痛みが強いときに炎症を起こしている腱鞘内にステロイド注射を行う。速効性があり、痛みが緩和する。

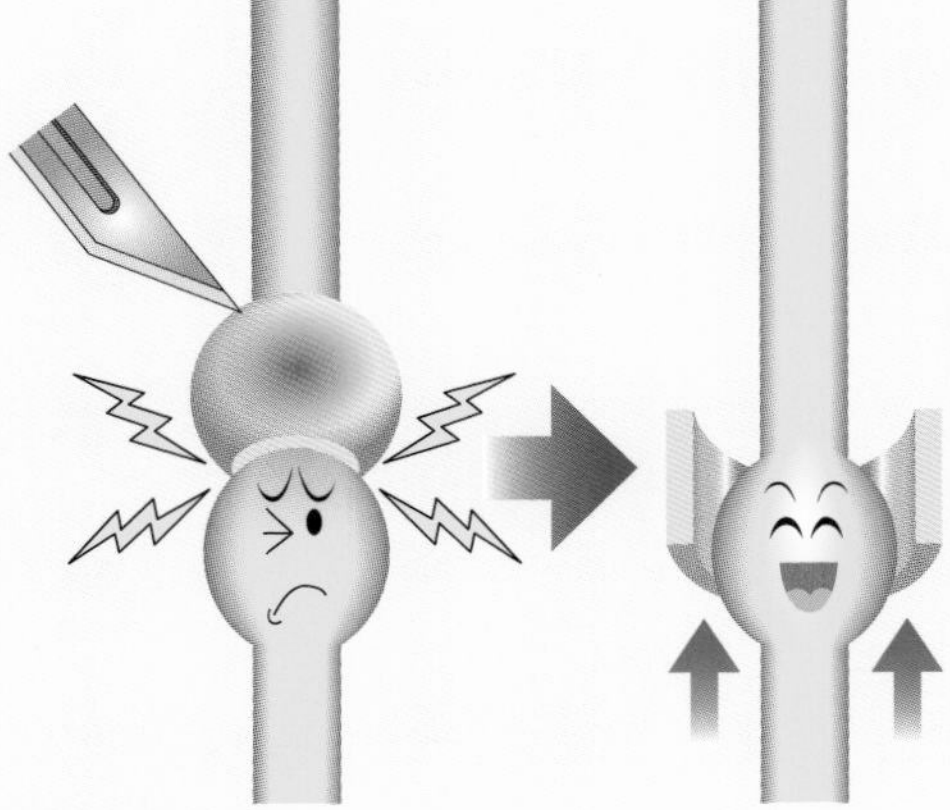

● 手術

引っかかりが生じている腱鞘の一部を切り離してばね現象を解消する。

運動療法は1回30秒の「1本指ストレッチ」と「ブロックつかみ」で、腱の圧迫が除け指の動きが改善

当院では、ばね指の運動療法として「とくなが法」と呼ばれる指のストレッチを患者さんに指導しています。**ストレッチには2種類あり、一つは痛みのある手指を反対の手で1本ずつゆっくりと反らしていく「1本指ストレッチ」、もう一つは四角いブロックを用いて行う「ブロックつかみ」です。**

1本指ストレッチには、動きが悪くなっている腱《けん》の柔軟性が改善して、指のつけ根や第1～2関節の可動域（動く範囲）を広げる効果が期待できます。行うさいは時間をかけ、それぞれの指のつけ根を30秒かけてゆっくりと伸ばすように反らしていくのがコツです。強い力で勢いよく行うと痛みを増強させる恐れがあるので、注意してください。

ブロックつかみのやり方は、指のつけ根と第2関節を約90度曲げ、指と指の腹でブロックを挟み込むようにして全力で握ります。用いるブロックは、木製でもプラスチック製でも、握ってつぶれないものであればなんでもかまいません。

ブロックつかみでばね指が改善するしくみ

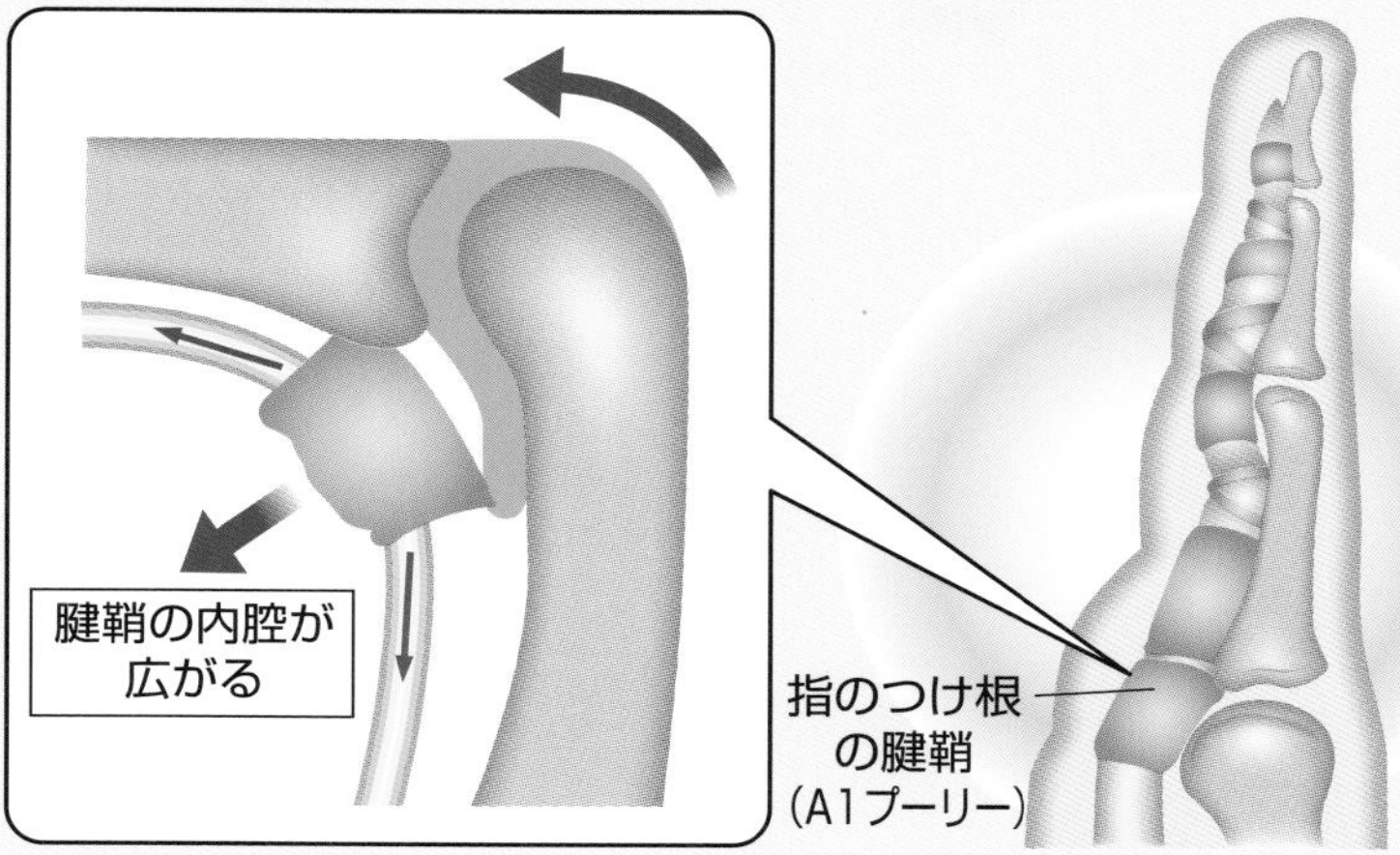

ブロックつかみを行うと指のつけ根にある腱鞘(A1プーリー)が広がり、腱の通りがスムーズになってばね現象が改善する。

この運動を行うと、指のつけ根にある腱鞘《けんしょう》(A1プーリーという)の内腔《ないくう》(内側の空間)が広がり、腱(屈筋腱)の通りがスムーズになり、腱の引っかかり(ばね現象)の改善につながります。

1本指ストレッチもブロックつかみも、1回当たり30秒かけて行います。2種行うのを1セットとして、1日10セットを目標に行うようにしましょう。朝、10回行うのではなく、朝昼晩、それぞれ時間を置いて、数回ずつに分けて行うようにしてください。

指のストレッチは速効性があり、ステロイド注射なしでも症状が改善し、手術も回避できたという患者さんがたくさんいるのです。

1本指ストレッチとブロックつかみ

1セット1分

体操の効果

腱の柔軟性を改善したり、指のつけ根の腱鞘を広げて腱の圧迫を除いたりする。

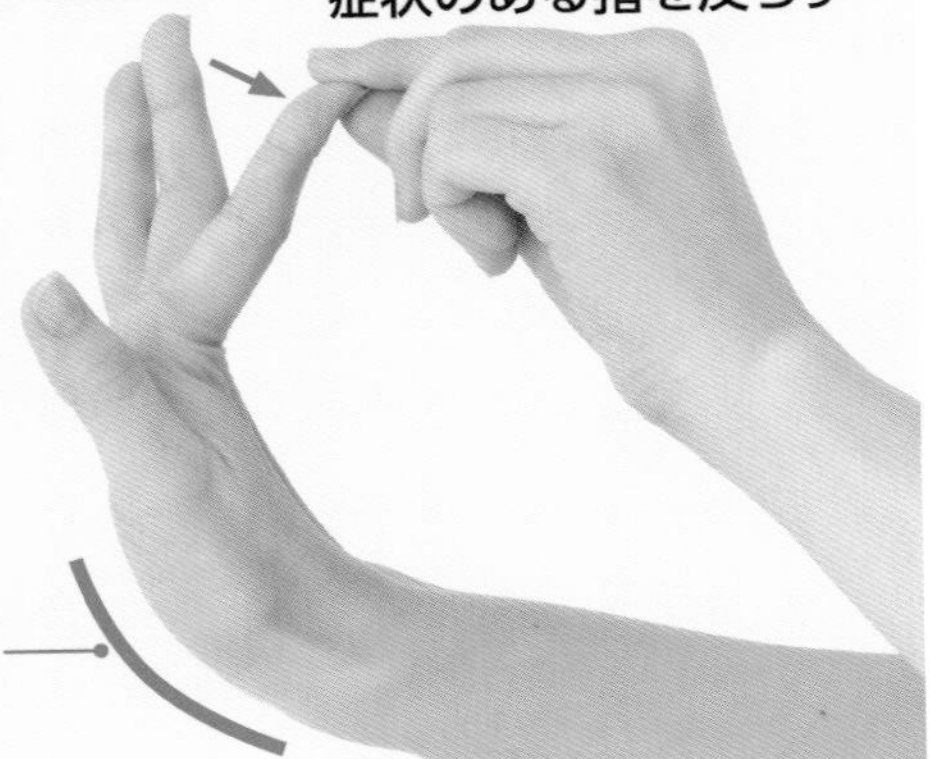

❶1本指ストレッチ

手首を反らし、もう片方の手で痛みの出ている指を、30秒かけてゆっくりと反らす。

❷ブロックつかみ

指のつけ根と第2関節を90度曲げ、手の腹と第1関節で硬いブロックを30秒、全力で挟み込む。

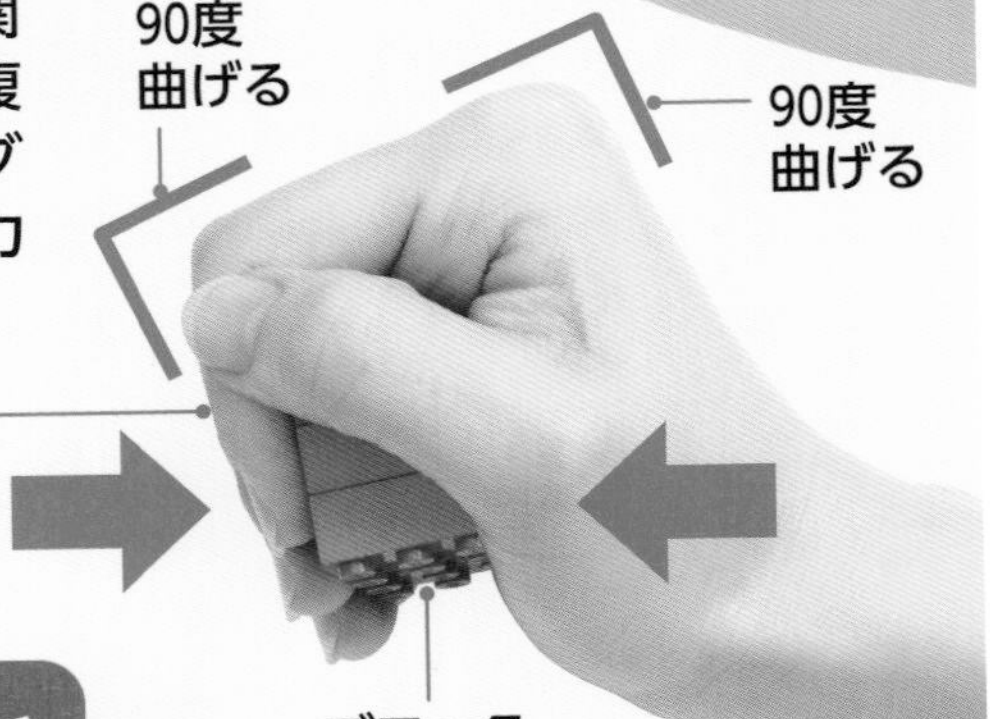

※用いるブロックは硬い物であればなんでもいい。

❶1本指ストレッチ 30秒
＋
❷ブロックつかみ 30秒
＝
1セットで約1分

1日10セットを目標に行う

運動療法の効果を調べた調査では痛みもばね現象も消失する人が続出し、手術も回避できた

当院では、患者さんに協力してもらい、とくなが法の「1本指ストレッチ」と「ブロックつかみ」の運動効果について検証しました。調査の対象になったのは、当院でばね指と診断された患者さんで、1ヵ月、経過を確認できた26〜95歳の226人（373指、男性91人、女性135人）です。

対象の患者さんに2種のストレッチを指導して、痛みやばね現象の有無に応じてグレード0〜4の5段階に分類し、初診時と最終診察時の症状の変化を調べました。その結果、多くの患者さんが有意に改善し、373指中160指が痛みもばね現象もないグレード0に回復していたのです（次のページ《ジペー》の図を参照）。**糖尿病があるためにステロイド注射が行えない人でも、十分な改善が認められました。**

このように、指のストレッチを行うと、自力で症状が改善でき、手術を回避できる例も少なくありません。**また、一般に、糖尿病がある患者さんの場合、約半数は手術が必要になると考えられていますが、当院の手術率は糖尿病があっても**

ストレッチの効果を検証した結果

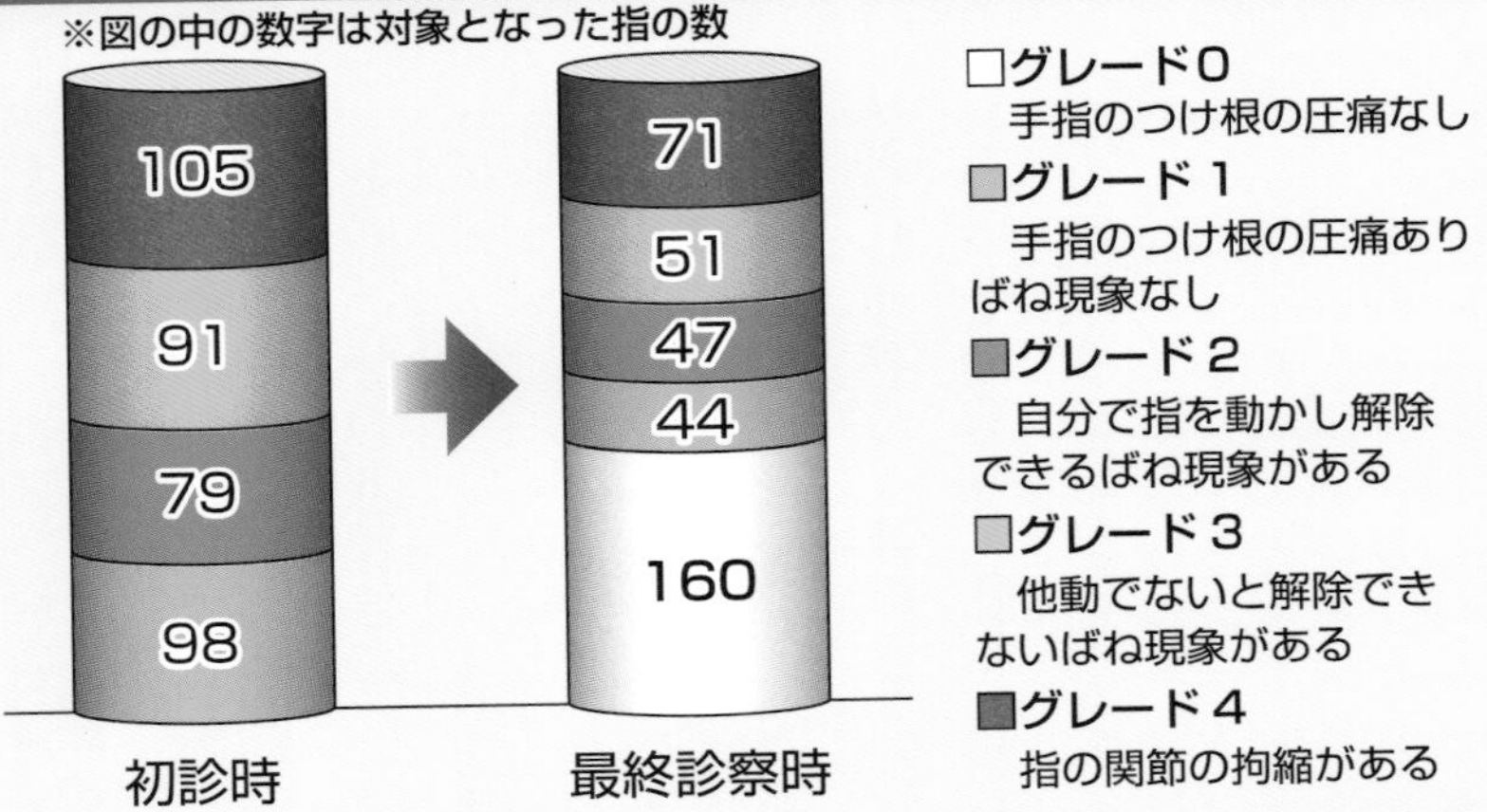

患者さん226人（373指）にストレッチを指導してばね指の状態に応じてグレード0～4に分類して症状の変化を調べた結果、多くの患者さんが改善し160指がグレード0に回復していた。

6・2%と低くなっています。これはストレッチを指導しているおかげだと考えられます。糖尿病でステロイド注射が使いづらい人にとっても朗報といえるでしょう。

ばね指のストレッチは、体への負担がほとんどなく大きな副作用もないため、誰でも手軽に試すことができます。ばね指に悩む人は、ぜひ、試してみてください。

なお、痛みが強いときは、ストレッチだけで改善を図るのではなく無理をせずにステロイド注射を併用しましょう。また、手指の拘縮《こうしゅく》（動く範囲に制限が生じてこわばっている状態）が伴う場合は、ストレッチで痛みが消えても拘縮が残るケースが少なくありません。その場合は、痛みが消えてもストレッチを続けるようにしてください。

第5章

関節リウマチのブヨブヨとしたはれや痛み、手指の変形があってもらくに生活ができる！大学病院でも行う［ゆっくり指エクサ］

大阪医科薬科大学病院
リハビリテーション科科長
佐浦隆一

ブヨブヨしたはれを伴う手指の強い痛みは「関節リウマチ」が疑われ、放置すれば変形さえ招く

手指の関節がこわばって動かしにくくなるのは、「関節リウマチ」の初期によく見られる症状の一つです。朝起きたときが最もきつく、日中や夜にかけてらくになっていくのが特徴で「朝のこわばり」といいます。

また、関節リウマチでは、手指の第2関節と指のつけ根の関節、手首が痛みを伴ってブヨブヨとはれることが多く、その症状は左右対称に出やすいことも知られています。そのほかにも、熱っぽい、体がだるい、食欲が出ないなど、カゼに似た症状（感冒様症状）が現れることもあります。

病状が進行すると、徐々に手指が変形してきます。指が白鳥の首のように曲がる「スワンネック変形」、指全体が小指側に曲がってしまう「尺側変形」、指の第2関節がスワンネック変形と逆に曲がる「ボタンホール変形」などが関節リウマチに特徴的な手の変形で、変形してしまうと手や指先の動きがかなり制限されて日常生活が不自由になります。

関節リウマチとは

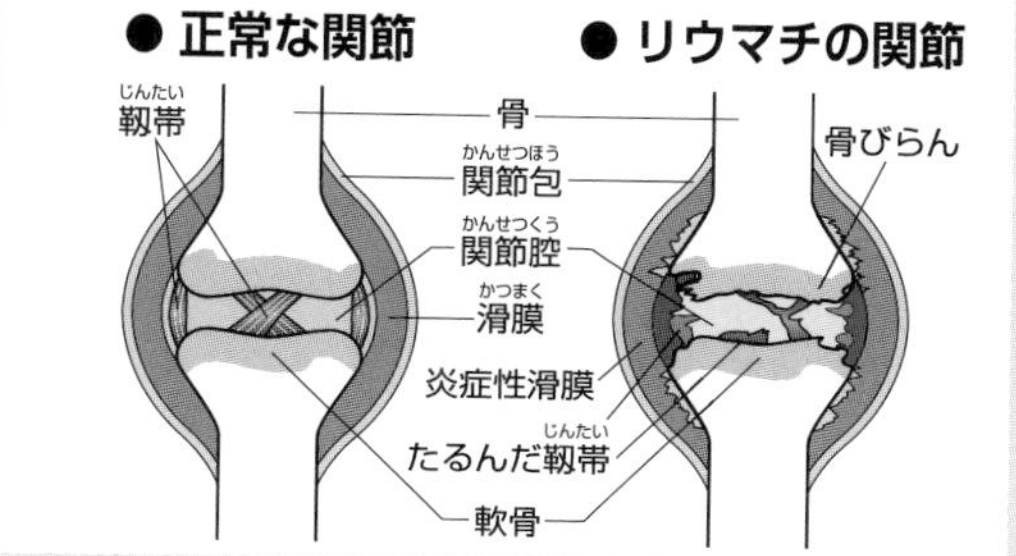

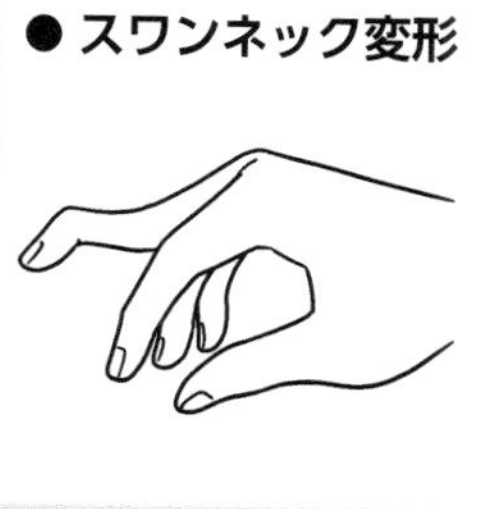

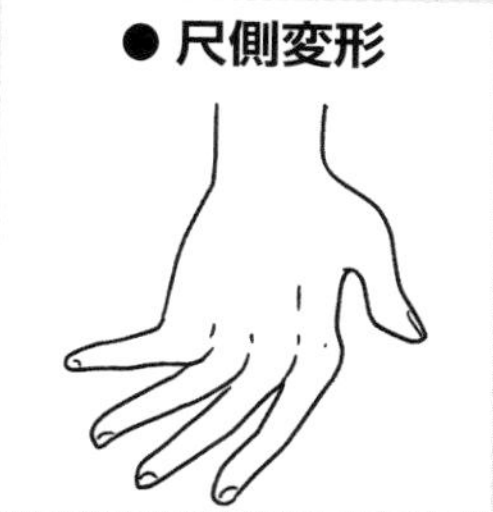

関節の内部で免疫システムが暴走して、関節を保護・維持する滑液を分泌する滑膜を攻撃することで、炎症が治まらなくなり痛みやはれが起こる。

進行すると、手指の変形を招く。スワンネック変形や尺側変形、ボタンホール変形などが特徴的な変形で、手や指先の動きがかなり制限される。

関節リウマチは、関節に持続的な炎症が生じる自己免疫疾患《しっかん》の一つです。自己免疫疾患は、細菌やウイルスなどの外敵から体を守る免疫システムに異常が起こり自分の細胞や組織を外敵と誤認して攻撃してしまう病気ですが、関節リウマチでは、関節の内部で免疫システムが暴走して、関節を保護・維持する滑液《かつえき》を分泌《ぶんぴつ》する滑膜（関節を覆う薄い膜）を攻撃することで関節炎が治まらなくなります。

なぜ、このようなことが起こるのか、はっきりとした原因やメカニズムは解明されていませんが、遺伝的な要因に加えて、ウイルスや細菌の感染・ストレス・喫煙・女性ホルモンのバランスの乱れなどが引き金になると考えられています。

過去には「不治の病」といわれた関節リウマチも、新薬の登場で早期発見最適治療なら8割が痛みなく過ごせる！

日本での関節リウマチの患者さんの数は約60万人と推定されています。発病のピークは30～50代。まさに仕事や家事、育児を担う世代が中心ですが、20代の若い人や、60代以降の高齢で発病する人もいます。男女比は1対4と女性に多い傾向にあるものの、男性の患者さんも決して少ないわけではありません。特に、高齢になると男性の患者さんの割合が増えてきます。

関節リウマチの痛みやはれ（関節炎）は、最初は手指や足指などの小さな関節に現れますが、進行すると手関節やひじ、足関節やひざ、股《こ》関節、肩などの全身の関節にも広がっていきます。また、進行すると、間質性肺炎や血管炎といった重篤な全身の病気を合併するケースもあります。

以前は、関節リウマチは「不治の病」として恐れられていました。当時は有効な治療法がなく、いったん発症すると症状は進行するいっぽうで、関節や脊椎《せきつい》の破壊や変形がひどくなって、最後には車イスや寝たきりの生活を余儀なくされていたからです。

しかし、免疫の異常に作用して炎症を根本から抑える抗リウマチ薬が登場したことがきっかけで、その状況は大きく変化しました。1990年代後半にメトトレキサートという薬が第1選択薬として使えるようになると、関節リウマチの治療は大きな転換期を迎え、治療成績が大きく向上しました。2000年代に入ると、炎症を招いたり、ひどくしたりする物質に直接作用する生物学的製剤や免疫細胞の機能を直接抑えるJAK阻害薬などが新しく使われるようになって、関節リウマチは完治できなくとも、痛みやはれが消えて、進行が止まった状態に病気をコントロールでき、関節の破壊も最小限に食い止められるようになりました。

このように、症状が消えて関節破壊や変形の進行が止まり、日常生活の不自由さが回復した状態に病気がコントロールされていることを「寛解《かんかい》」といいます。

早期に診断して、適切な治療を開始できれば、患者さんの約8割で炎症のレベルを低く抑えられたり、寛解の状態が維持できたりすることも報告されています。ただし、これらの治療はあくまでも関節リウマチの病気の進行を止めるものであり、一旦、病気が進行して破壊されてしまった骨や軟骨を再生させたり、変形した関節をもとに戻したりすることはできません。

薬で痛みを抑えても関節の衰えが進めば生活はどんどん不便に！過度な安静は寝たきりへの第一歩

薬物療法の進歩によって、早期に診断して、適切な治療を開始できれば、高い確率で関節リウマチの症状や関節の変形・破壊が抑えられるようになりました。そのため、近年、関節リウマチの治療のあり方は旧来のものから大きく変化しています。

現在の関節リウマチの治療では次の三つの寛解《かんかい》をめざします。一つめは痛みやはれといった自覚症状がなくなり検査でも異常値が認められなくなる「臨床的寛解」、二つめは軟骨・骨などの破壊が進行しなくなる（すでに破壊されてしまったものは除く）「構造的寛解」、三つめは体を自由に動かすことができて、生活の不自由さが解消される「機能的寛解」です。

関節リウマチで問題となるのは、手指の痛みのために日常生活に支障をきたすことです。手指に痛みやはれがあると、靴ひもを結ぶ、洗髪する、イスから立ち上がる、ドアをあけるなど、日常生活でさまざまな場面で不便が増えます。ま

た、仕事に行ったり、学校に行ったりすることも苦痛になります。こうした不便が増えると、家に閉じこもりきりになり、体を動かすことも減って、全身がどんどん衰えていきます。

関節リウマチの治療では、日常生活が不便にならないように体を動かしたり関節を保護したりして、日常生活の不自由さを改善することも欠かせません。薬頼みの治療だけでは、症状がコントロールできても、体を動かさなければ手指の筋力が低下して関節の衰えが進んでしまいます。もちろん、関節の炎症が強いときには適度に安静にする必要がありますが、痛みや動かしづらさから寝てばかりいると、骨や軟骨の変形が進行して関節の可動域（動く範囲）が狭まるほか、関節を支えている筋肉や腱《けん》、さらには全身を支えている骨も弱くなってしまいます。

そうなれば、さらに手指の動きが悪くなったり全身が痛んだりするので動かなくなるという悪循環に陥り、生活の不便はどんどん増えるばかりか、本当に寝たきりになってしまうことにもつながるのです。

治療は3つの寛解をめざす

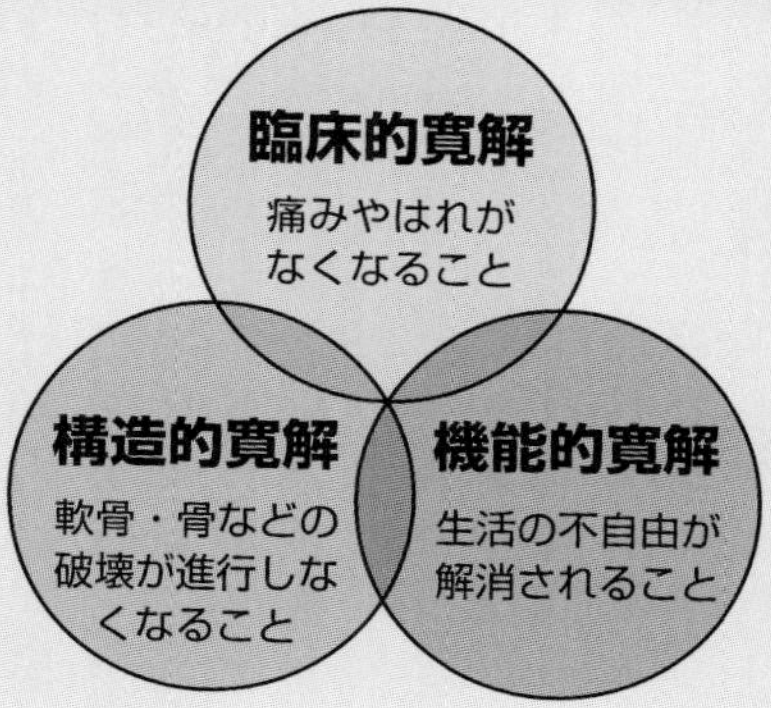
臨床的寛解
痛みやはれがなくなること
構造的寛解
軟骨・骨などの破壊が進行しなくなること
機能的寛解
生活の不自由が解消されること

手指の衰え防止には治療初期から手指運動に取り組むのが重要だが、相談できる医療関係者が少ないのが実情

進歩した薬物療法の成果を最大限に享受《きょうじゅ》するためにも、症状に合わせて、適度に体を動かして、全身の関節や骨、筋肉などに酸素や栄養素を行き渡らせ、体の機能が落ちないようにする必要があります。そのためには、無理な力がかからないように患部を保護しながら家事や仕事を行ったり、運動療法（リハビリテーション治療）を行ったりすることがとても大切です。

関節リウマチの運動療法の大きな目的は、関節の可動域（動く範囲）を広げることと、筋力を維持して強くすることです。薬で痛みやはれ、関節の破壊を抑えることができるようになったからこそ、できる範囲で早期から運動療法に取り組み、手指ばかりでなく全身の機能を維持することが重要です。そうすれば、仕事や外出、趣味を続けられたり、再開できたりして、人間らしい楽しい生活を送ることに必ずつながります。

しかし、残念ながら、いろいろな理由から病院などでは積極的な運動療法の指

導は行われておらず、また、患者さん自身も身体活動性の維持や運動療法への関心が薄いので、運動療法を継続して実践する人は減少傾向にあると報告されています。そうした状況を打破するためにも、ぜひ、関節リウマチの治療を受けている人は、積極的に「運動療法を受けたい」「運動をしたい」と医師や看護師など担当の医療職員に伝えてください。

寛解には運動療法が欠かせない

薬物療法
痛みやはれ、関節の変形・破壊が抑えられる。

＋

運動療法
関節の可動域や筋力を維持し、生活の不便を解消。

▼

長期的な寛解

仕事や趣味を再開できて、その人らしく楽しい生活を送ることができる。

実際、運動が関節リウマチの症状や運動機能の改善に有効であることは、数多くの研究で明らかにされています。例えば、２０１４年には権威ある医学雑誌『ランセット』に毎日の手指の運動が患者さんの手の機能の改善に役立つことを示す研究が報告されています。その研究では、リウマチの患者さん約４００名を手指の運動療法を積極的に行うグループとあまり行わないグループに分け、１年間、それぞれの手指の機能状態を比較・調査しました。その結果、痛みには双方に大きな差がなかったものの、生活動作や機能は前者で明らかに改善していることが確認されたのです。

生活の不便が減り「できる」が増える！
大学病院でも行う「ゆっくり指エクサ」のやり方図解

関節リウマチの治療では、関節の可動域（動く範囲）を広げて筋力を強める運動療法がとても重要です。運動といっても、関節リウマチでは息が切れるような激しい運動は炎症を悪化させる恐れがあるので適していません。無理のない範囲でゆっくりと動かす運動がいいのです。

私が勤務する大阪医科薬科大学病院でも、森ノ宮医療大学と共同で、関節リウマチの患者さんに手指の運動「**ゆっくり指エクサ**」を紹介しています。

ゆっくり指エクサは、関節に負担がかからないようにゆっくりとしたペースで行う運動です。指の関節の可動域を広げる「**指歩き**」「**指曲げ**」「**指の直角曲げ**」「**手首回し**」、筋力を維持する「**ゴムバンド筋トレ**」「**ボール握り**」「**粘土つまみ**」「**粘土はさみ**」、腕全体の可動域を広げる「**手の背面回し**」といった運動からできています。どれも簡単なものなので、自宅でのトレーニングに最適です。

関節の可動域を広げる運動では、今、自分がどこまで関節を動かせるのかを確認しながら、痛みが出ない範囲で最大限に動かすようにしてください。筋力を維持する運動は、翌日に疲れや痛みが残らない程度の強さで行います。必要以上に頑張りすぎて関節に負担がかかってしまったり、疲れて三日坊主になってしまったりしないよう注意しましょう。

運動療法にかぎらず、何事も大切なのは「継続」です。ご飯を食べたり歯を磨いたりするのと同じように、日常生活の一部（イチロー選手のルーティンのように）にすることが望ましいので、初めのうちは、ある程度タイミングを決めて行うといいでしょう。例えば、入浴後なら体が温まって筋肉や関節が軟らかくなっているので運動するのにとても適しています。

なお、体調が悪い日や痛みが強い日は無理をせず休みましょう。

毎日コツコツ続けると、できなかったことが少しずつできるようになります。そして、気がつけば、日常生活での不便も不思議と減っています。あきらめるのではなく前向きに治療に取り組むことで、関節リウマチとのいい向き合い方ができるようになるはずです。「継続は力なり」「焦らず、慌てず、あきらめず」です。次の㌻から、図入りでゆっくり指エクサのやり方を紹介していくので、気に入った運動から、ぜひ、取り組んでください。

ゆっくり指エクサ ❶

指歩き

1セット1分

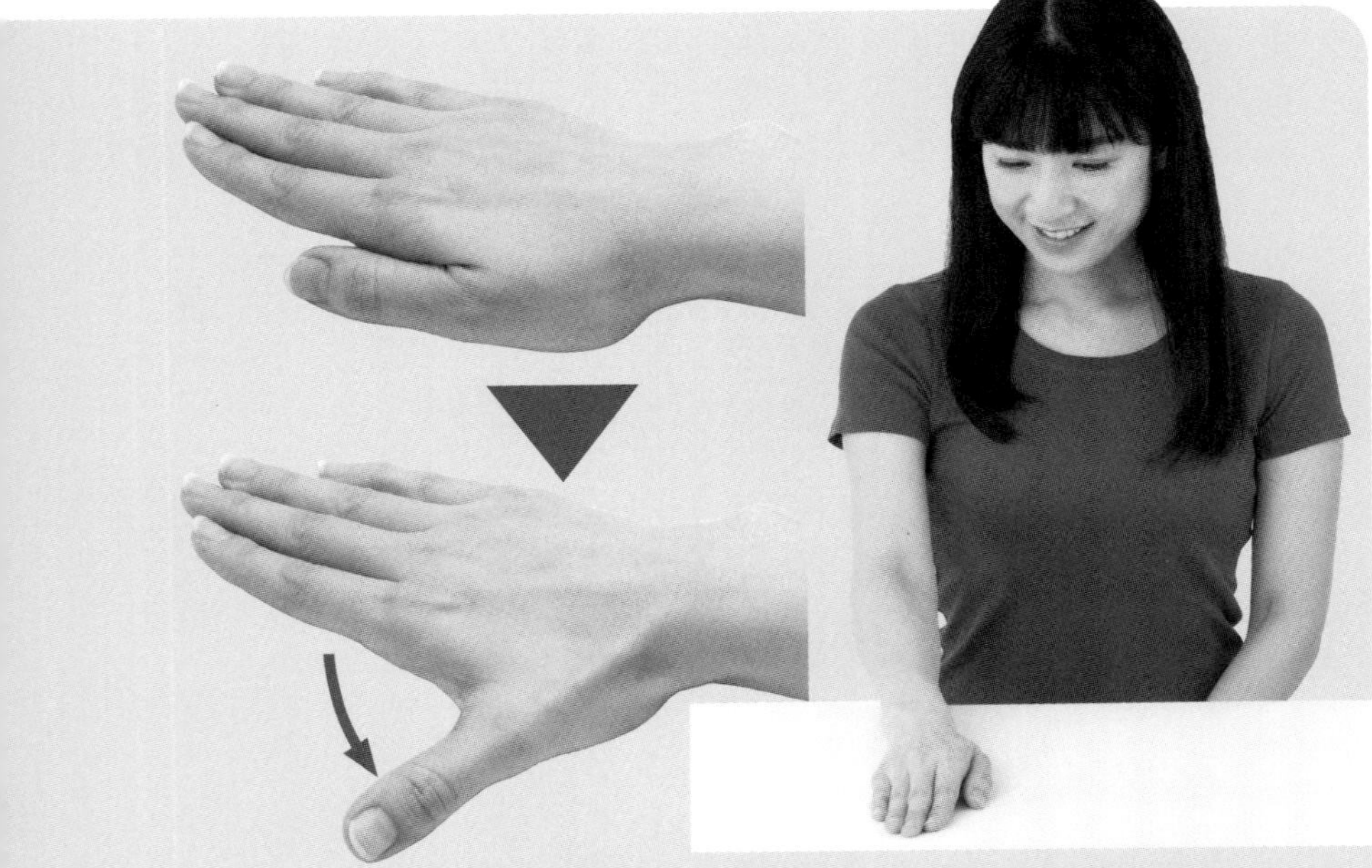

❶ 手のひらを下にして机の上に手を置く。
3〜4秒かけて親指をできるだけ外側に動かす。

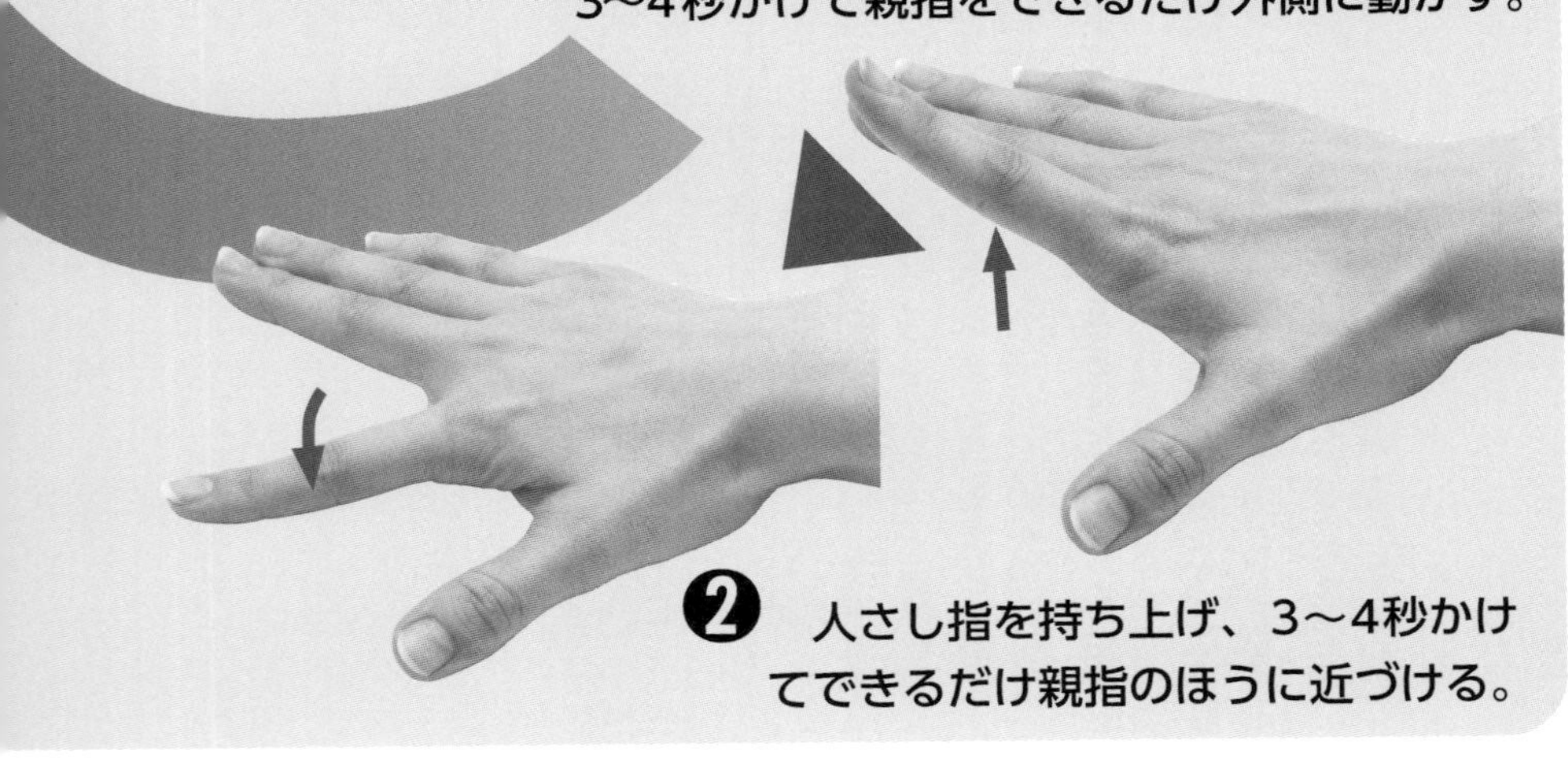

❷ 人さし指を持ち上げ、3〜4秒かけてできるだけ親指のほうに近づける。

体操の効果 5本の指を1本ずつ広げて関節を伸ばし、柔軟性の回復を促して指の可動域を維持・拡大する。

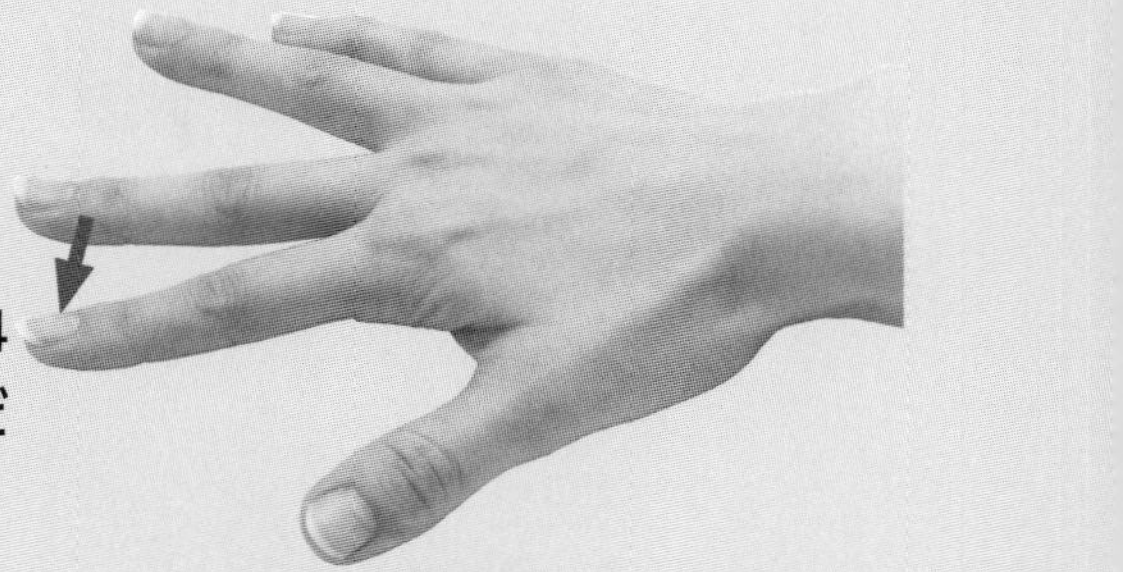

❸ ❷と同じように、3〜4秒かけて中指をできるだけ人さし指に近づける。

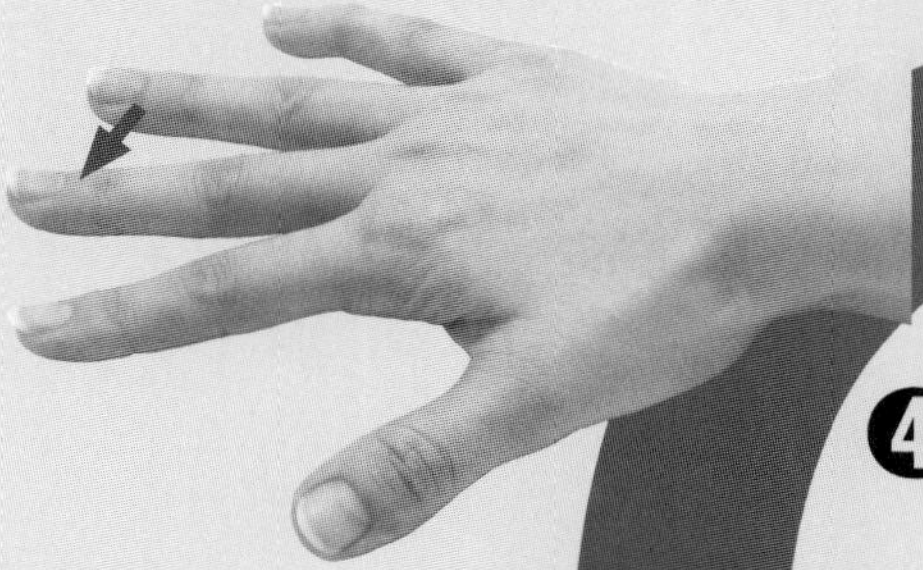

❹ ❷と同じように、3〜4秒かけて薬指をできるだけ中指に近づける。

❺ ❷と同じように、3〜4秒かけて小指をできるだけ薬指に近づける。

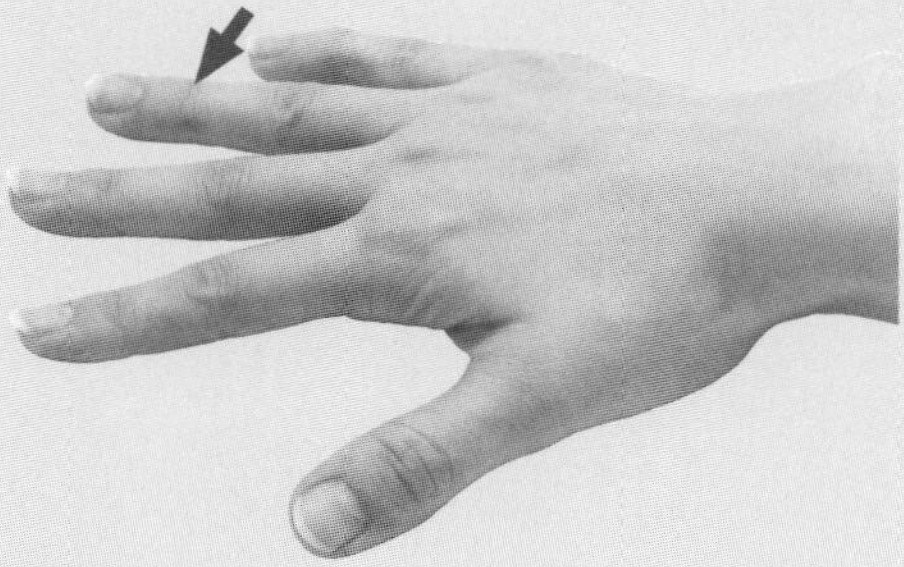

❶〜❺を
左右の手で
2回ずつ、くり返す
1セットで
約**1分**

※反対の手も同じように行う。

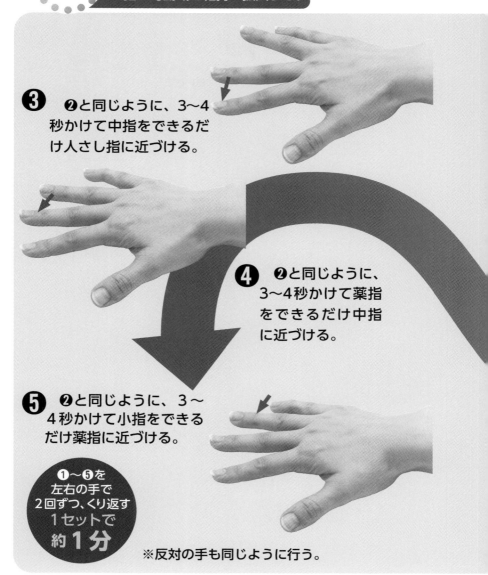

ゆっくり指エクサ ❷

指曲げ

1セット1分

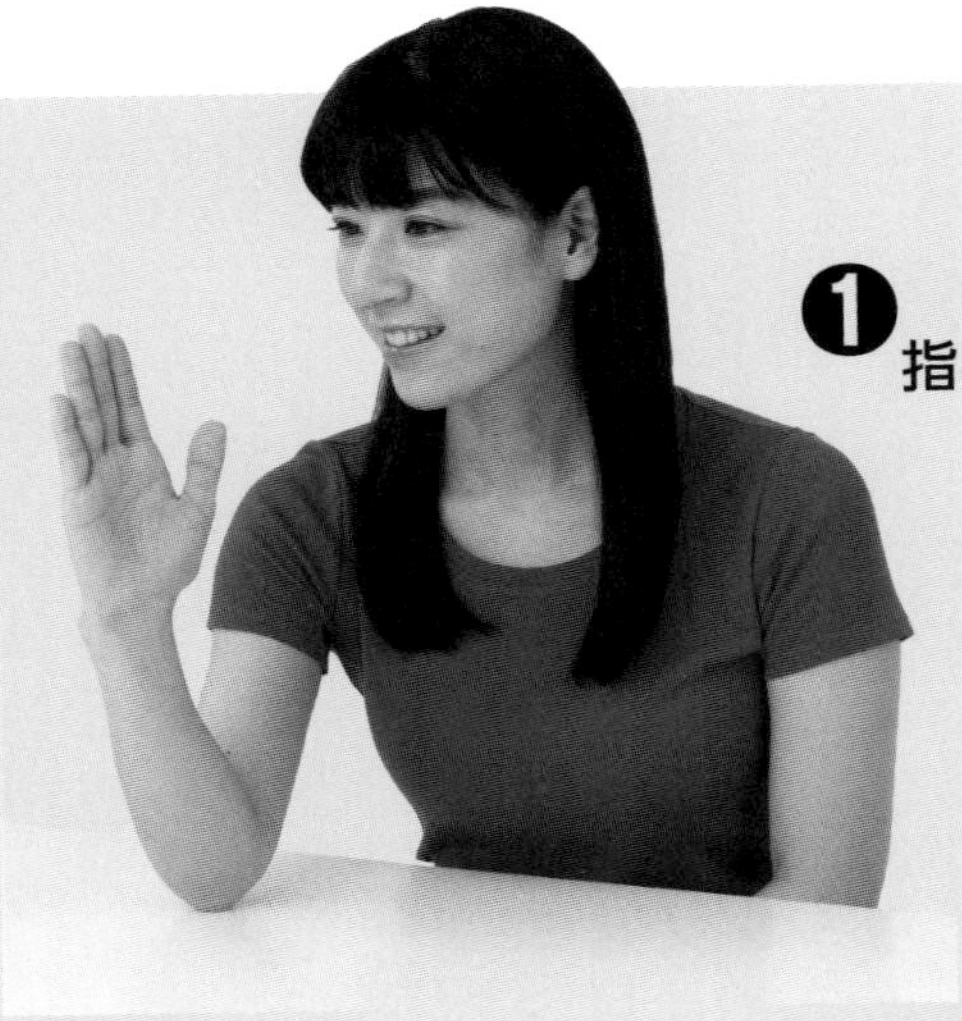

❶ ひじを机などの台につけ、指をまっすぐにする。

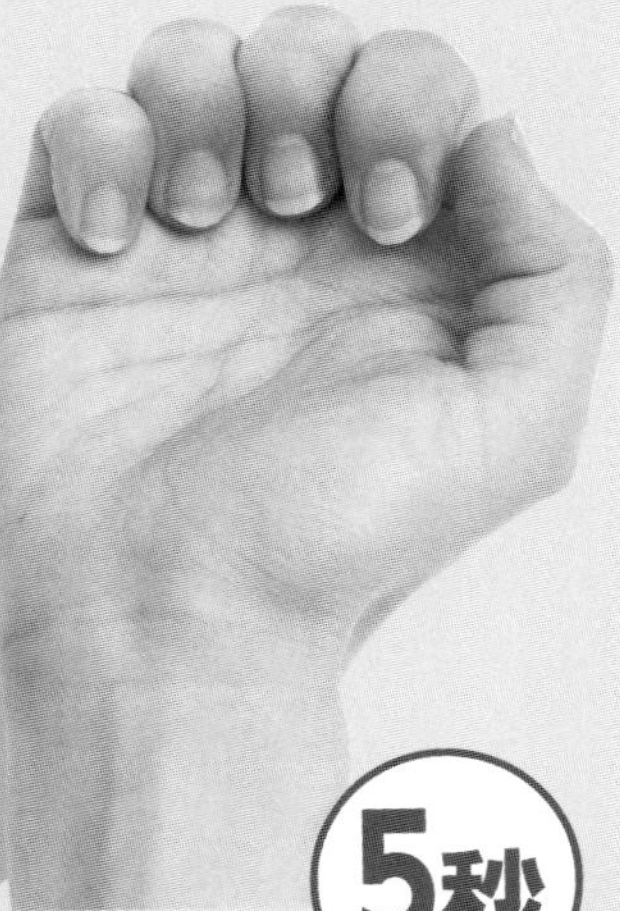

❷ 指のつけ根の関節はまっすぐ伸ばしたまま第1関節と第2関節を曲げて、かぎ爪のような形にする。この状態を5秒維持する。

5秒

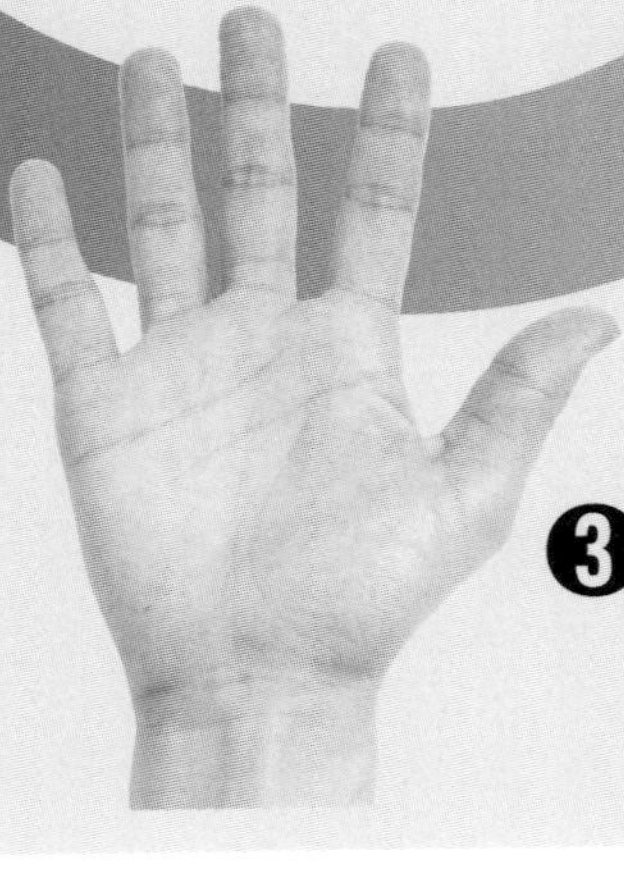

❸ 手のひらを開く。

体操の効果 指を意識的に動かして第1・第2・つけ根の関節の柔軟性を回復させ、可動域を維持・拡大する。

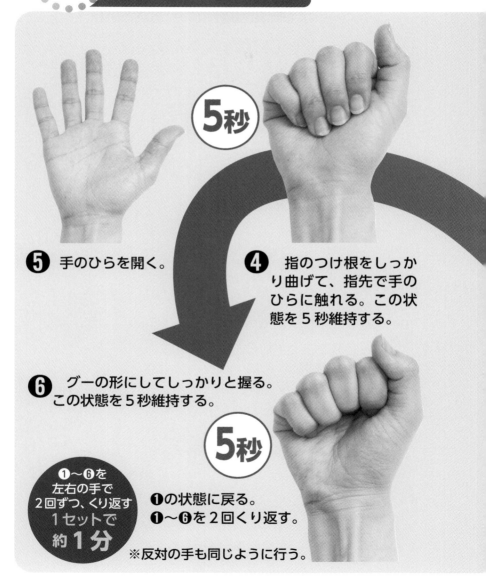

❹ 指のつけ根をしっかり曲げて、指先で手のひらに触れる。この状態を5秒維持する。

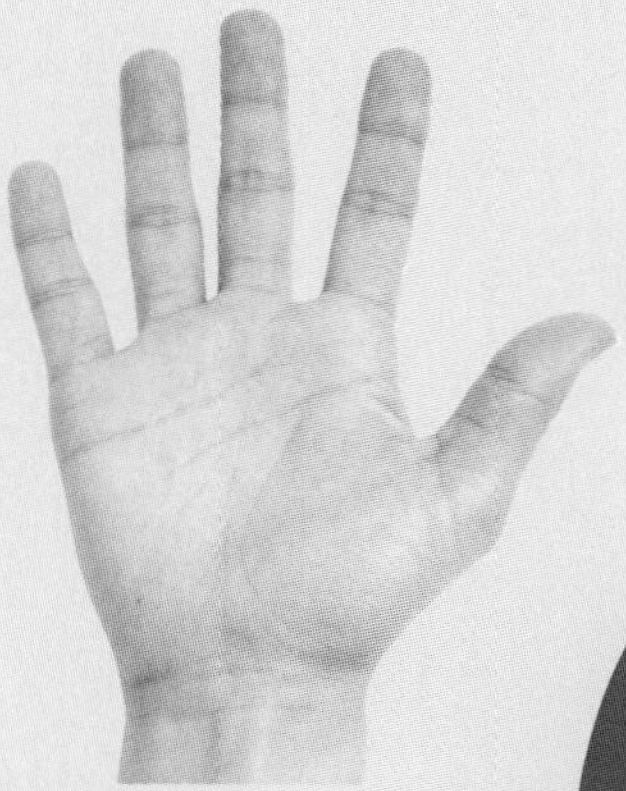

❺ 手のひらを開く。

❻ グーの形にしてしっかりと握る。この状態を5秒維持する。

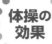

❶の状態に戻る。
❶～❻を2回くり返す。

※反対の手も同じように行う。

❶～❻を
左右の手で
2回ずつ、くり返す
1セットで
約**1**分

ゆっくり指エクサ❸

指の直角曲げ

1セット**1**分

体操の効果 指を意識的に動かし、つけ根の関節の柔軟性を回復させ、可動域を維持・拡大する。

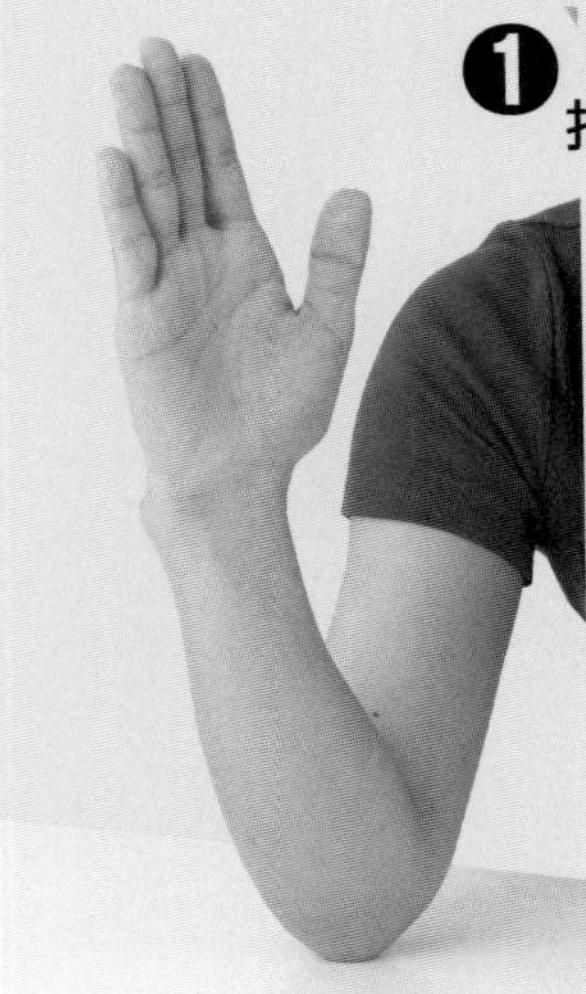

❶ ひじを机などの台につけ、指をまっすぐにする。

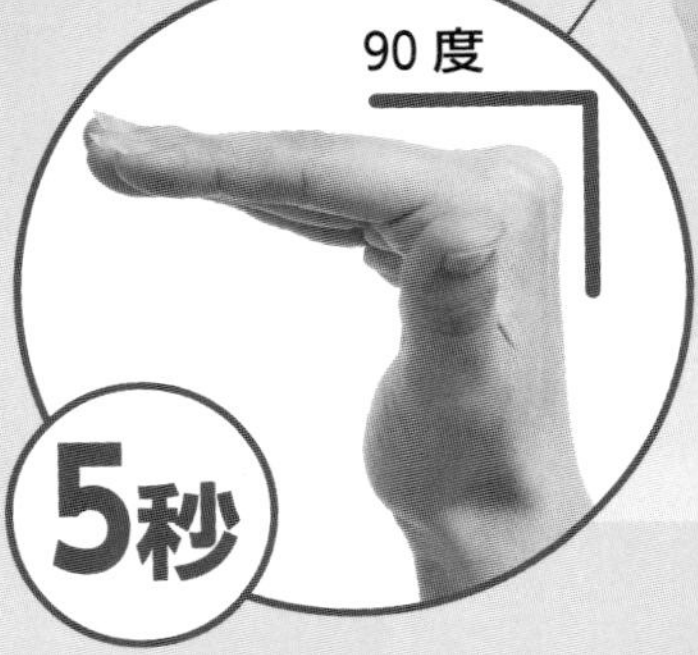

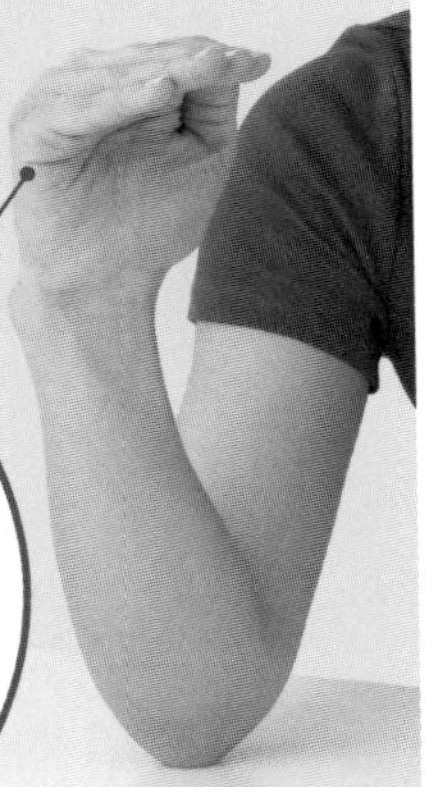

❷ 指のつけ根だけをできるだけ曲げ、この状態を5秒保つ。90度になるのが理想。指の第1関節、第2関節や手首はまっすぐに保つ。

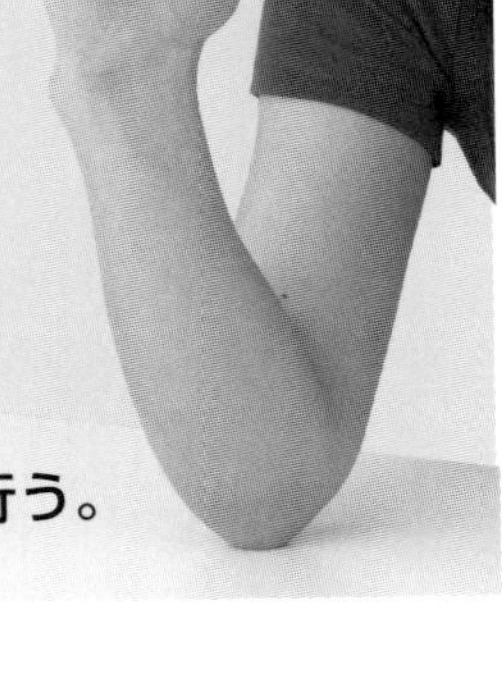

❸ 指をまっすぐに戻す。
❶〜❸を6回くり返す。

❶〜❸を
左右の手で
6回ずつ、くり返す
1セットで
約**1分**

反対の手も同じように行う。

ゆっくり指エクサ❹

手首回し

1セット1分

体操の効果 手首の関節を動かして柔軟性の回復を促し、拘縮を防ぐ。

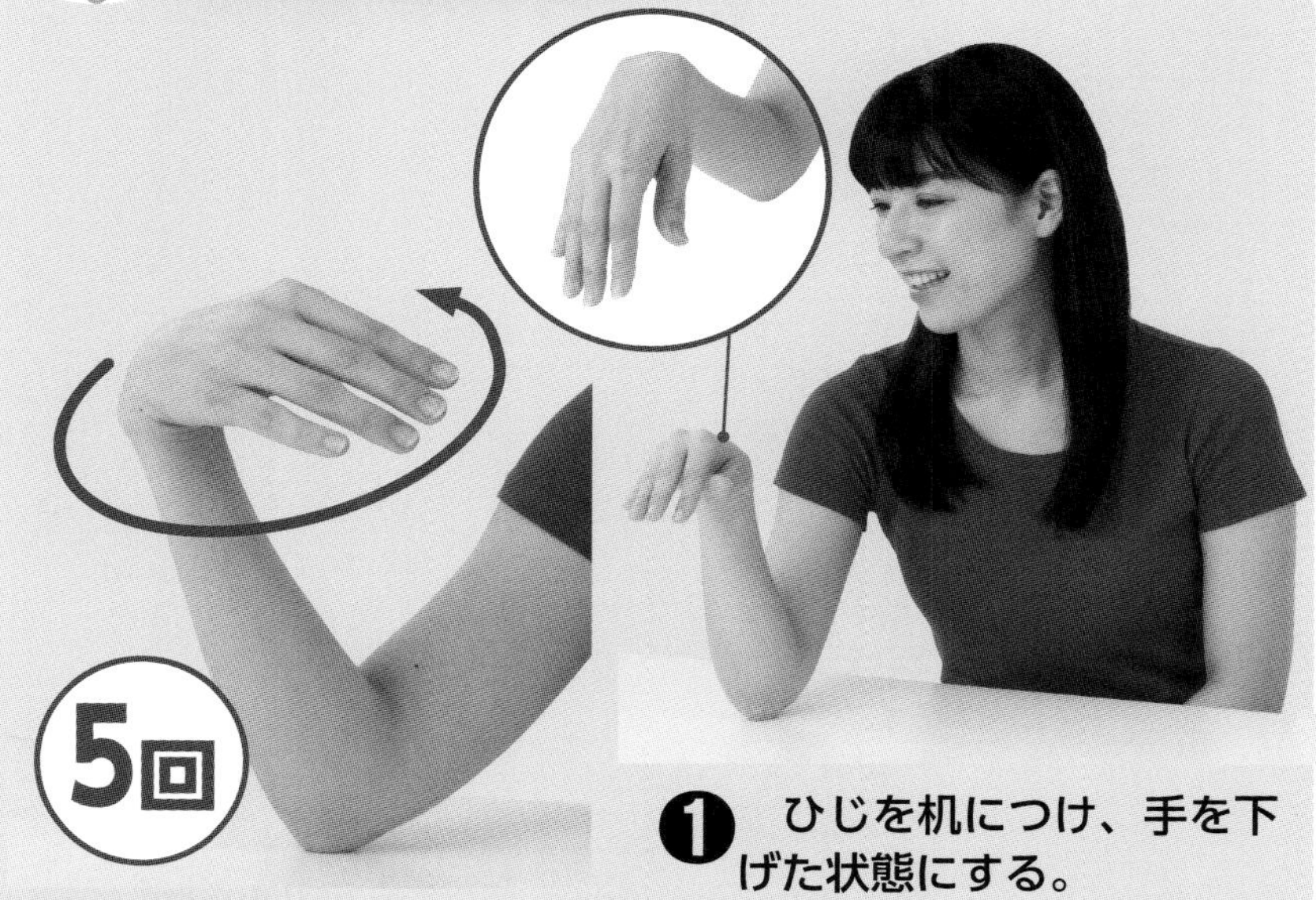

❶ ひじを机につけ、手を下げた状態にする。

❷ 手首をできるだけ大きく5回回す。ひじから回さないように注意する。

❸ 反対側に手首をできるだけ大きく5回回す。

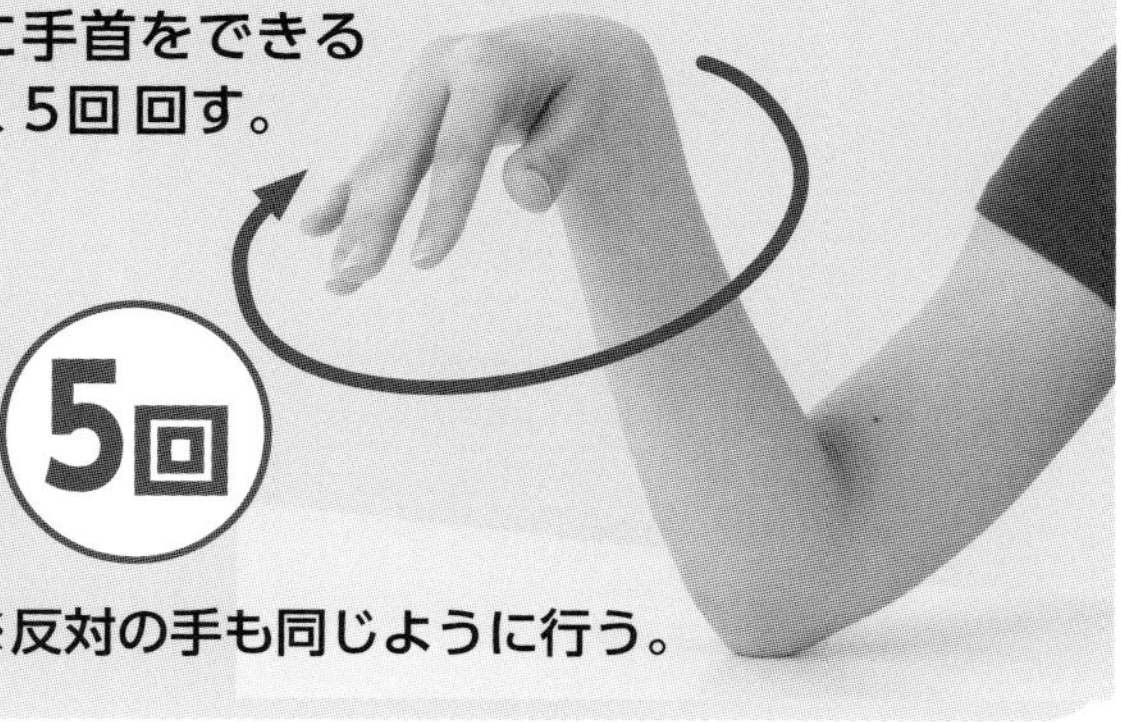

❶〜❺を左右の手で5回ずつ、くり返す 1セットで約1分

※反対の手も同じように行う。

ゴムバンド筋トレ

2セット1分

体操の効果 前腕や手首、指の筋肉に効率よく負荷をかけて筋力を鍛える。

基本姿勢

ひじを曲げて机につけ、ひじから先を机に置き、トレーニング用のゴムバンドを指で持ち、体を支える姿勢を取る。

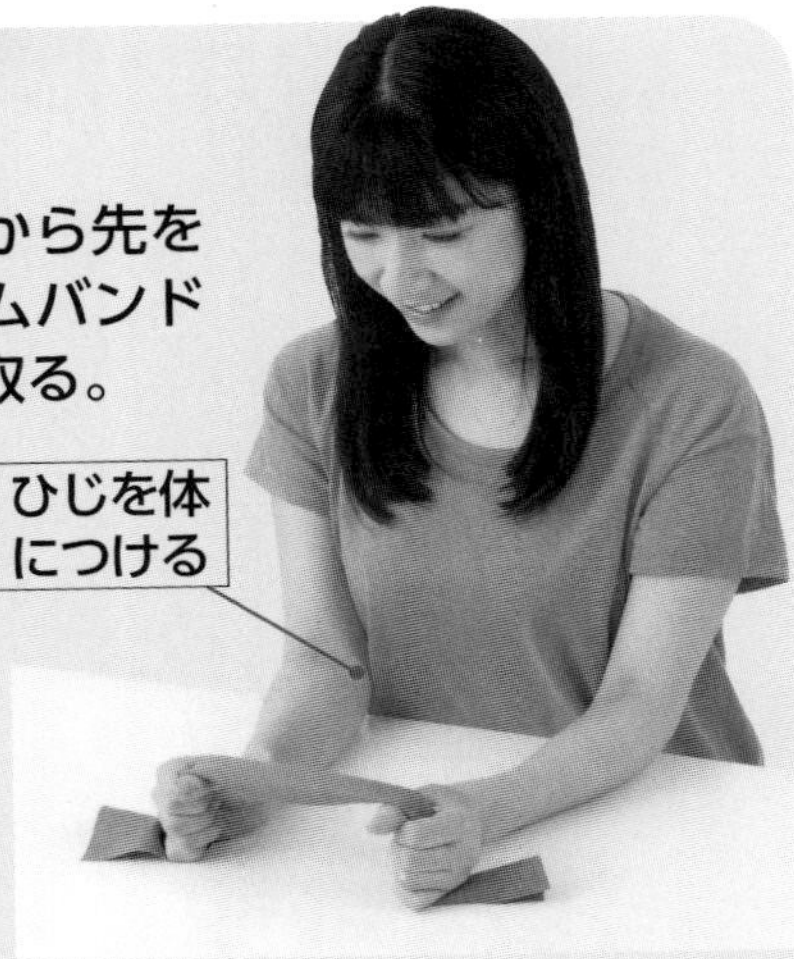

❶ ゴムバンドを指で持ち、手首をやや内側に曲げる。このとき、ゴムバンドをやや張った状態にする。

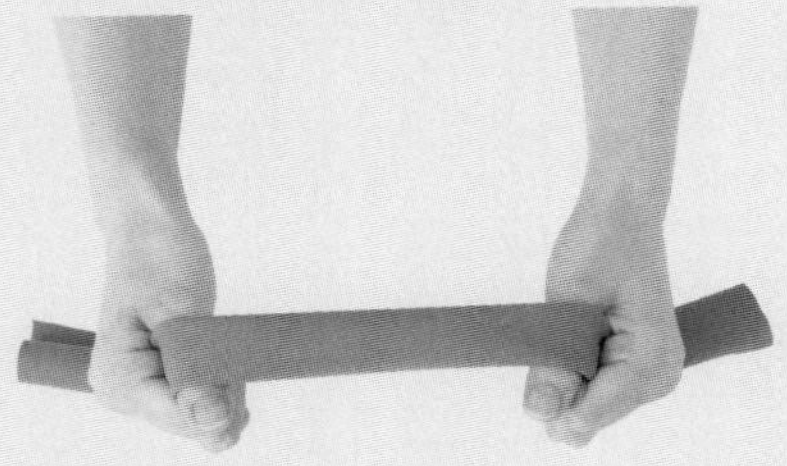

❷ 両手首を反らしてしっかりとゴムバンドを伸ばす。この状態を３秒維持する。

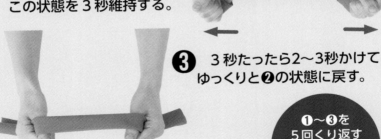

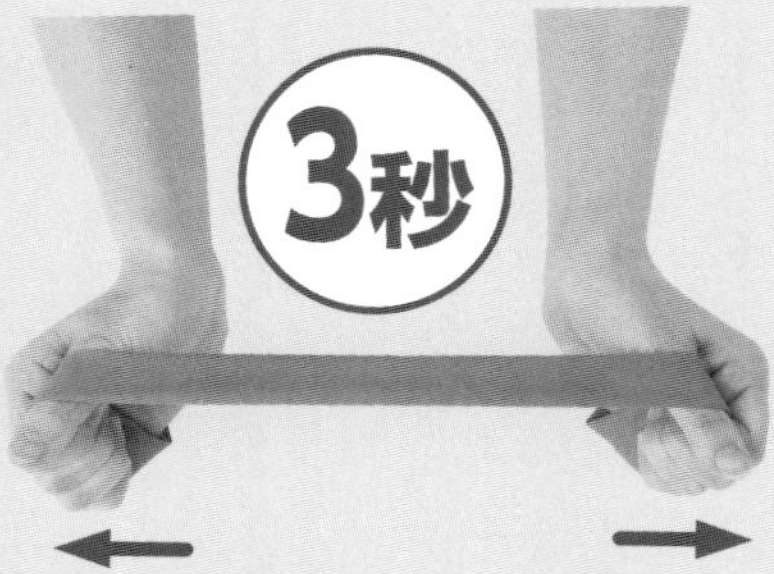

❸ ３秒たったら2〜3秒かけてゆっくりと❷の状態に戻す。

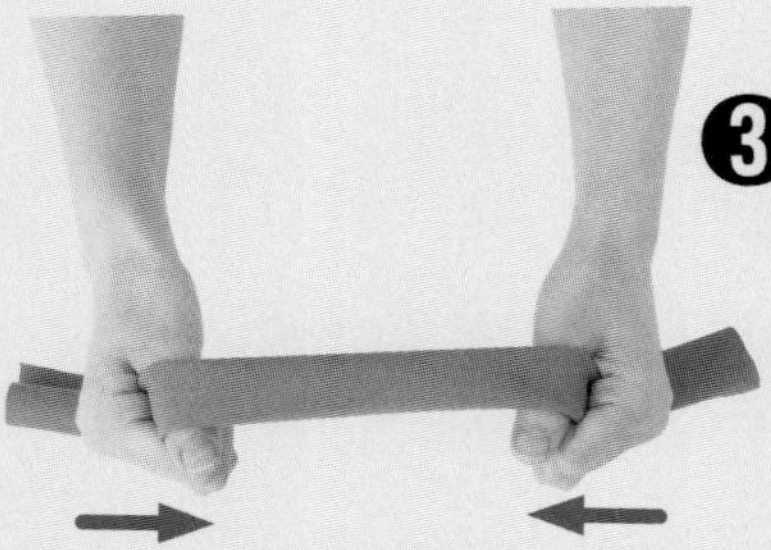

気持ちよく動かせる範囲で行う。痛みが出たら無理をしない。

❶〜❸を5回くり返す 2セットで 約1分

ゆっくり指エクサ❻

ボール握り

1セット**1**分

体操の効果 親指のつけ根の筋肉や指屈筋など、つかむ動作を担う筋肉を鍛える。

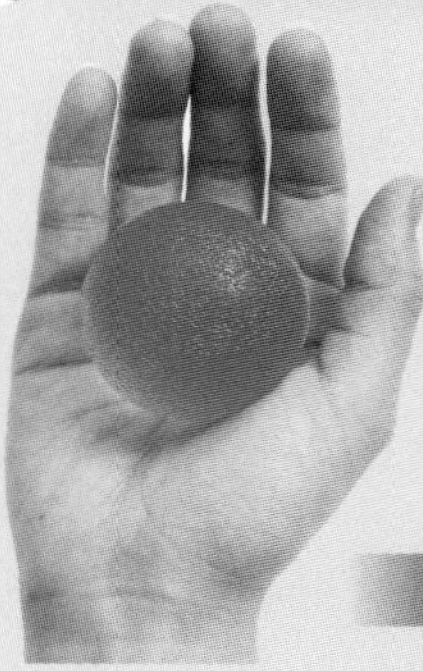

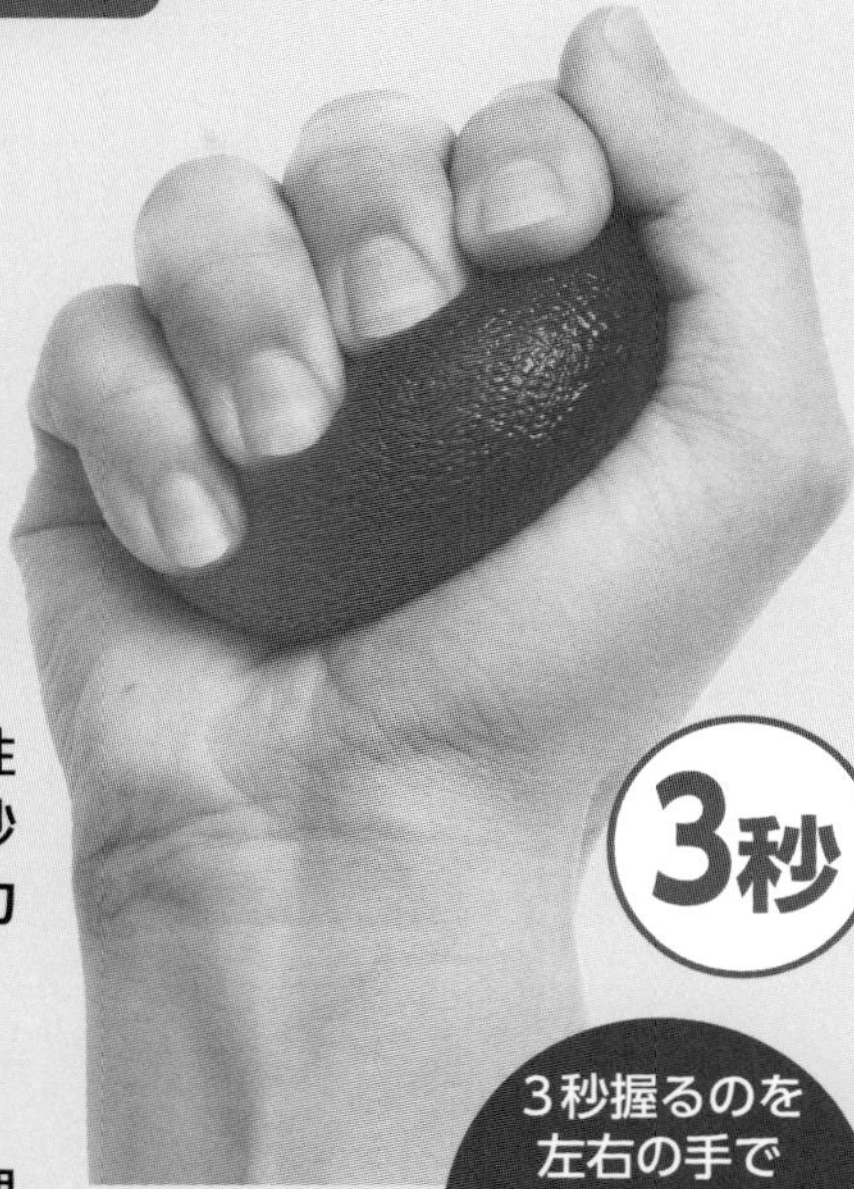

トレーニング用の弾力性のあるボールを握り、3秒維持する。3秒たったら力を抜く。

3秒

握る動作を10回くり返す。

力まずリラックスして無理なくできる範囲で行う。

3秒握るのを左右の手で10回くり返す
1セットで約**1分**

※反対の手も同じように行う。

114～118ページのエクササイズで用いるトレーニング用のゴムバンドやボール、粘土は、スポーツ用品店や雑貨店、介護用品店、インターネットなどで市販されています。

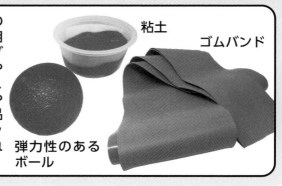

粘土つまみ

1セット1分

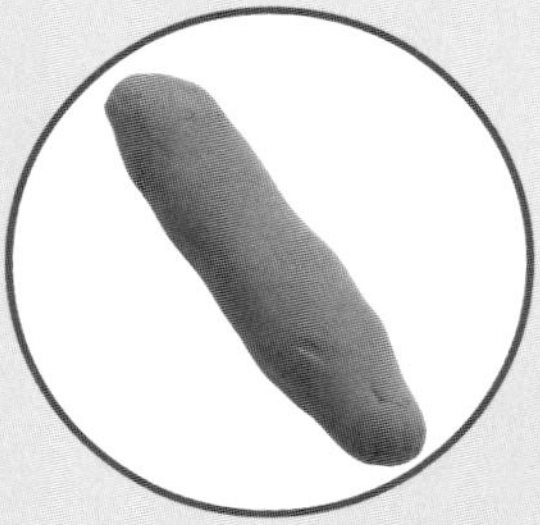

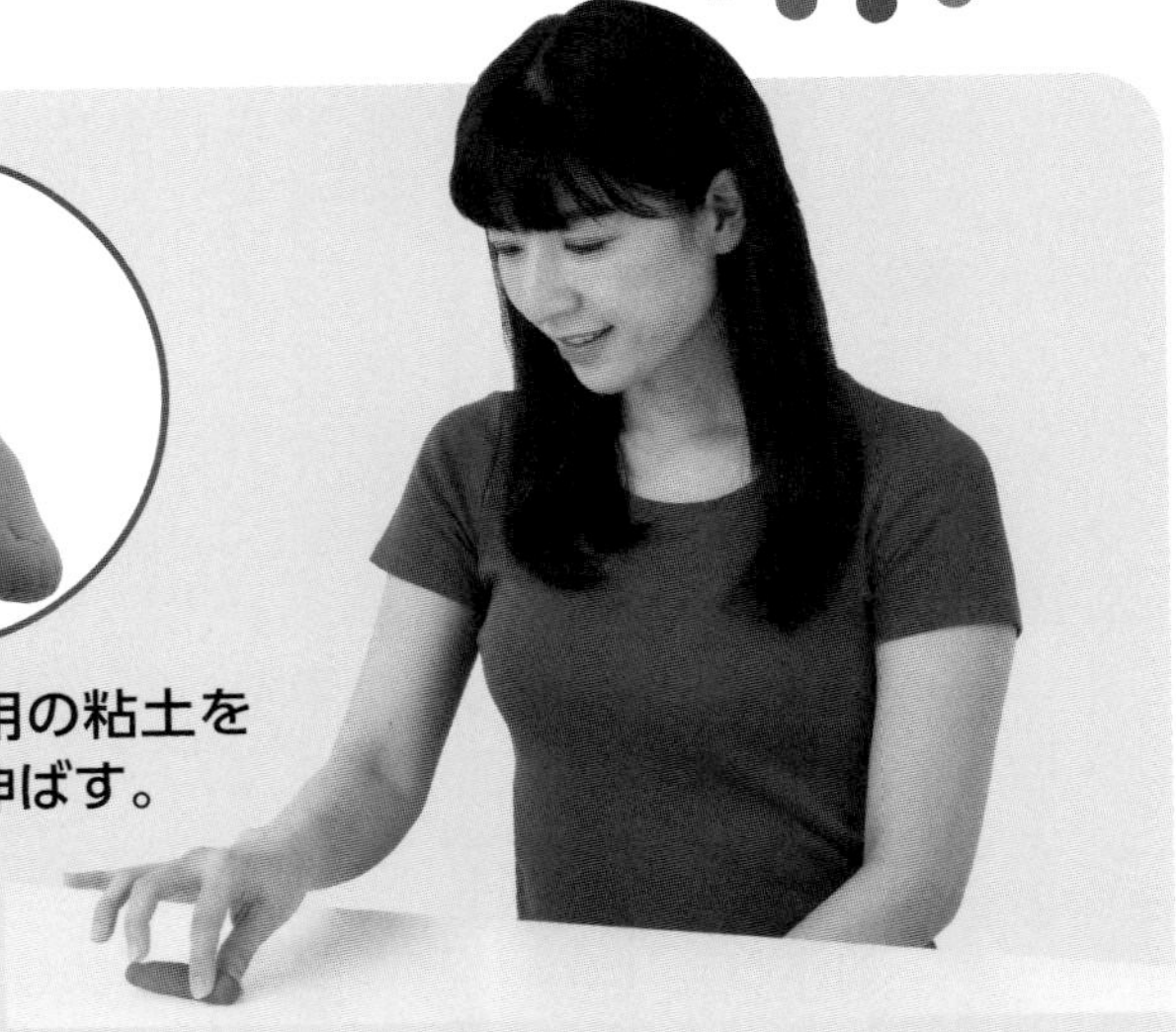

トレーニング用の粘土をソーセージ状に伸ばす。

❶ 親指と人さし指の指先で粘土をつまみ、3〜4秒かけて力を入れてつぶす。

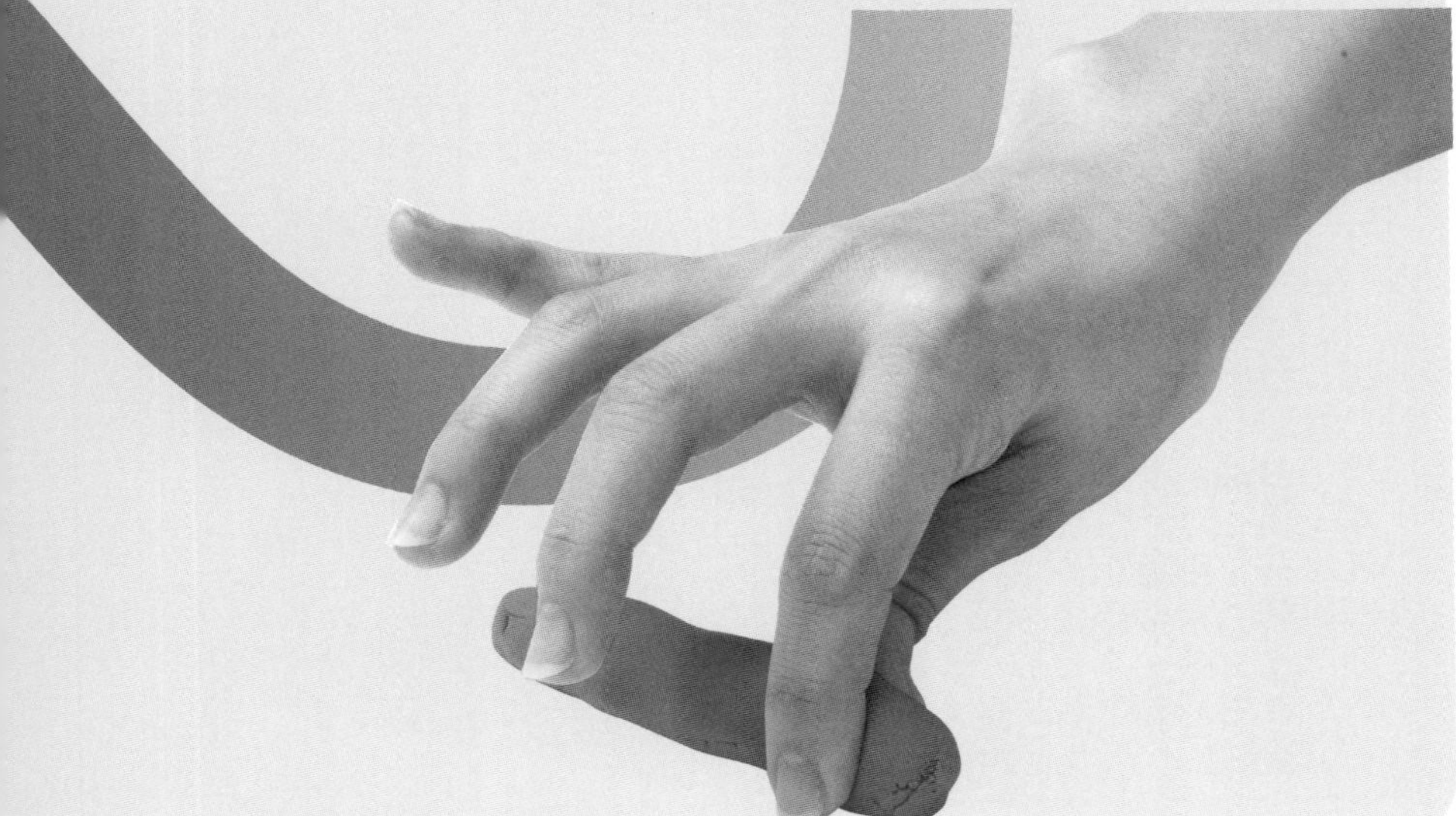

体操の効果 母指対立筋や長母指屈筋、短母指屈筋など、つまむ動作を担う指の筋肉を幅広く鍛える。

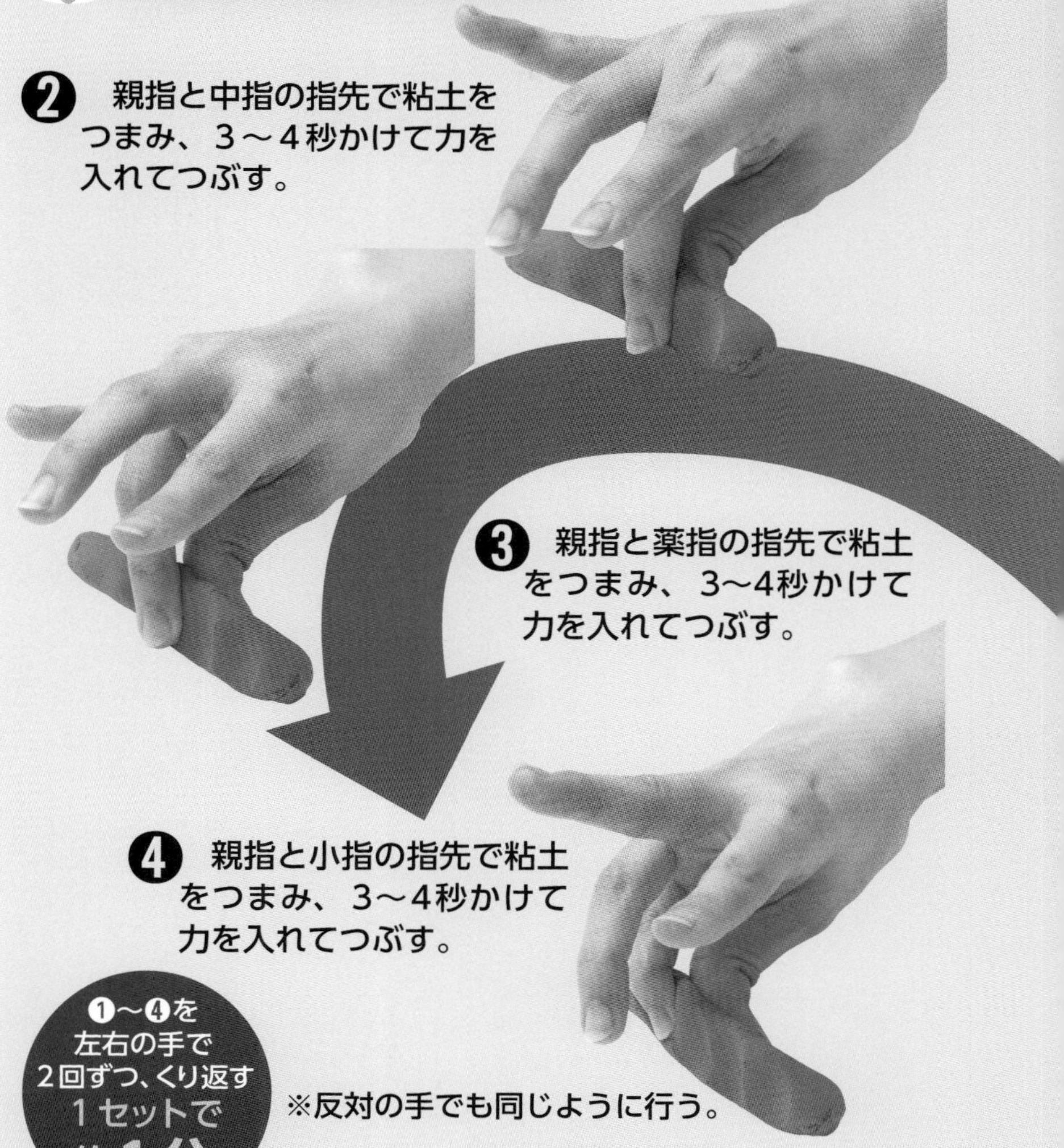

❷ 親指と中指の指先で粘土をつまみ、3～4秒かけて力を入れてつぶす。

❸ 親指と薬指の指先で粘土をつまみ、3～4秒かけて力を入れてつぶす。

❹ 親指と小指の指先で粘土をつまみ、3～4秒かけて力を入れてつぶす。

❶～❹を左右の手で2回ずつ、くり返す 1セットで約1分

※反対の手でも同じように行う。

● トレーニング用の粘土はインターネットなどで市販されています。

粘土はさみ

1セット1分

体操の効果 手指を左右に開閉する動作を担う筋肉を幅広く鍛える。

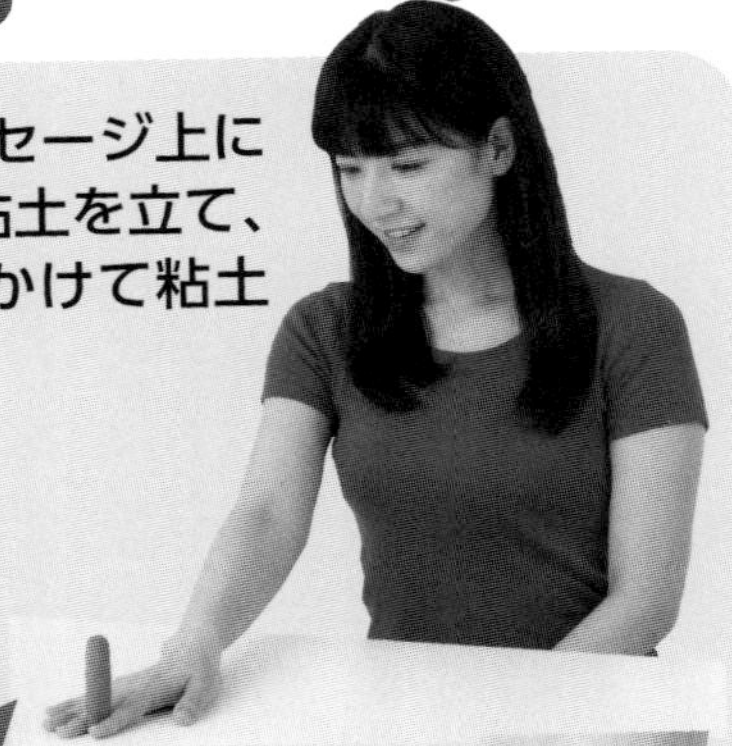

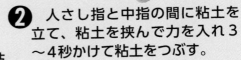

❶ トレーニング用の粘土をソーセージ上に伸ばし、親指と人さし指の間に粘土を立て、粘土を挟んで力を入れ3～4秒かけて粘土をつぶす。

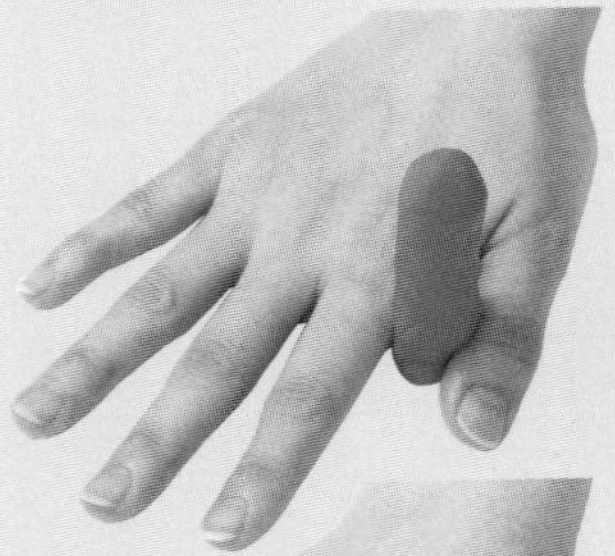

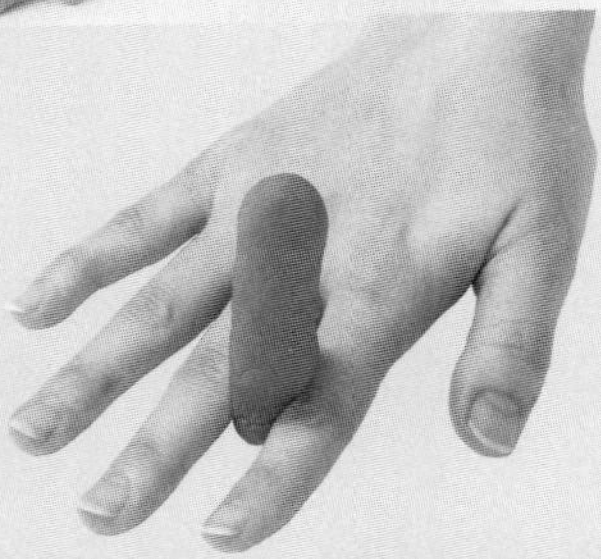

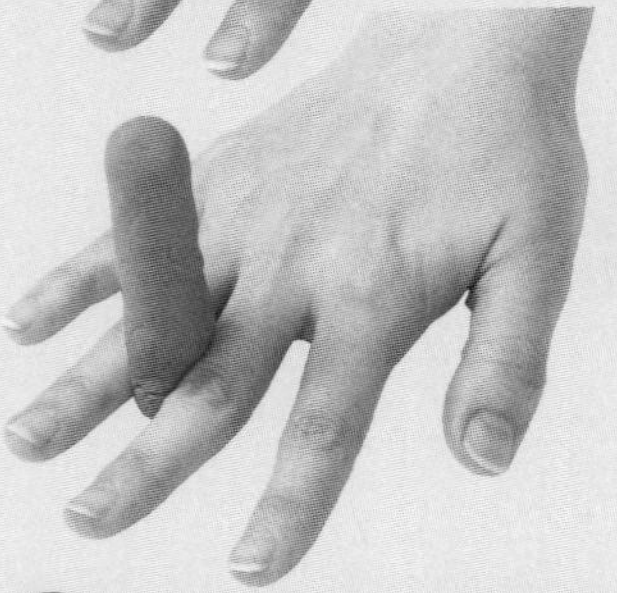

❷ 人さし指と中指の間に粘土を立て、粘土を挟んで力を入れ3～4秒かけて粘土をつぶす。

❸ 中指と薬指の間に粘土を立て、粘土を挟んで力を入れ3～4秒かけて粘土をつぶす。

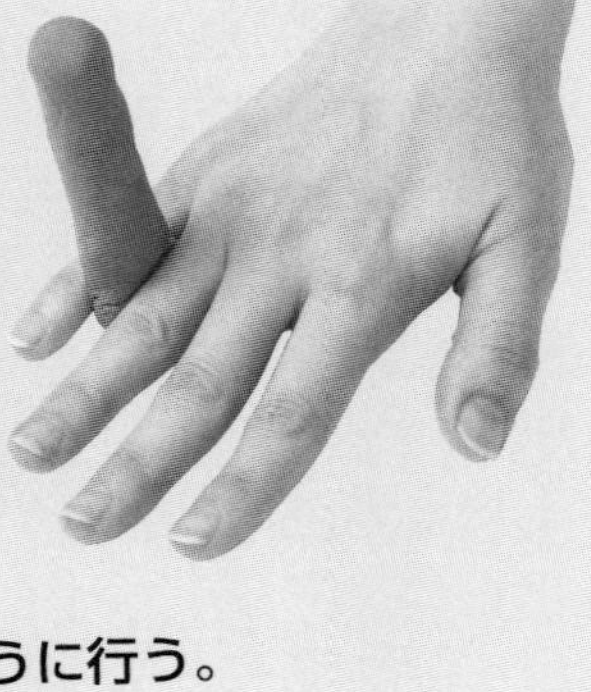

❹ 薬指と小指の間に粘土を立て、粘土を挟んで力を入れ3～4秒かけて粘土をつぶす。

※反対の手も同じように行う。

❶～❹を
左右の手で
2回ずつ、くり返す
1セットで
約1分

ゆっくり指エクサ ❾

手の背面回し

1セット**1**分

体操の効果

肩・ひじの関節を動かして腕全体の可動域を維持・強化する。

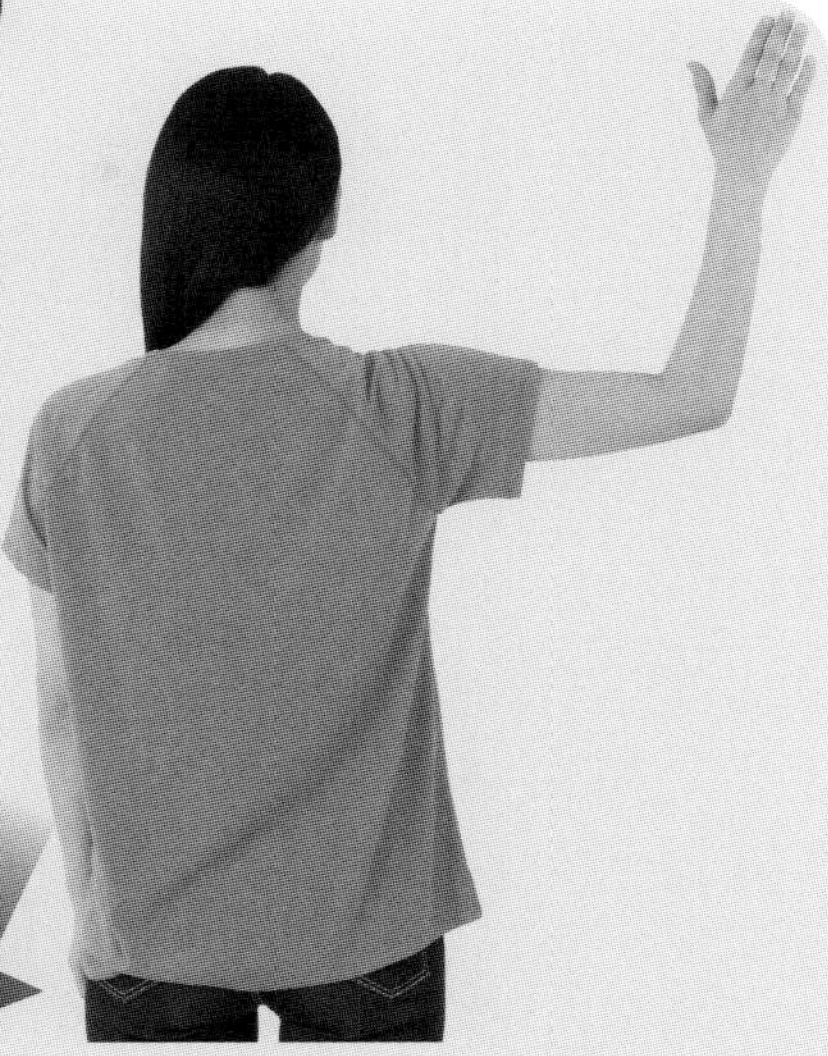

❶ 手をできるだけ大きく動かして、頭の後ろに手のひらを当てる。この姿勢を、５秒維持する。

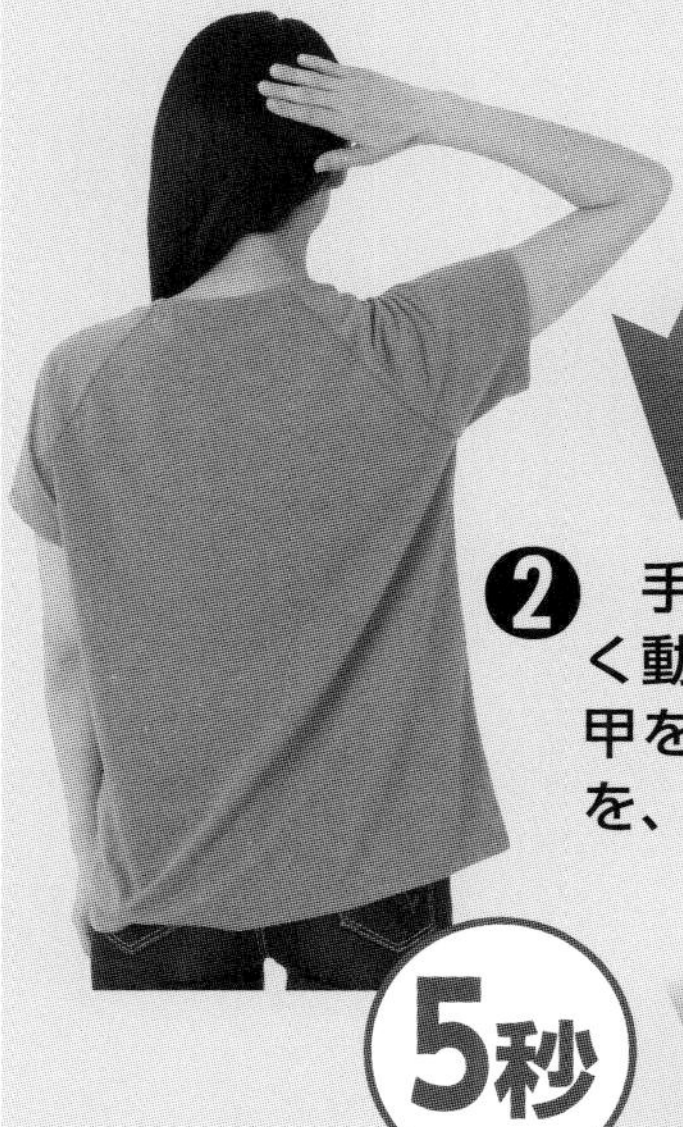

5秒

❷ 手をできるだけ大きく動かし。背中に手の甲を当てる。この姿勢を、５秒維持する。

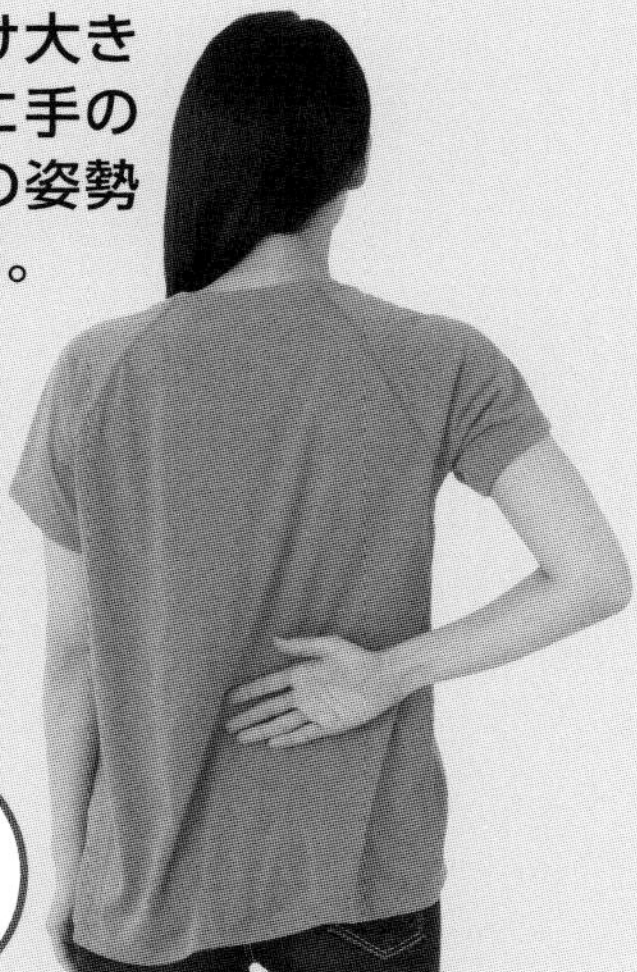

5秒

❶❷を
左右の手で
３回ずつ、くり返す
１セットで
約**1**分

※反対の手も同じように行う。

手指の運動に加えて週3回の有酸素運動を行うとよく、関節への負担が少ないのはなんといってもウォーキング

関節リウマチの症状や治療に伴う活動の低下によって体を衰えさせないためには、全身の血流をアップして、心肺機能を維持するのに役立つ有酸素運動（酸素を吸いながら行う運動）も重要です。

海外では関節リウマチと有酸素運動の関係について調べたさまざまな研究が行われており、それらを総合的に調べたところ、「有酸素運動を行っているグループのほうが、そうでないグループよりも、リウマチの患者さんの生活の質（QOL）や機能障害の度合い（HAQ）、痛みのレベル（VAS）が有意に改善する」ことが報告されています。

有酸素運動の中でも、ウォーキングは関節への負担が少ないうえ、特別な道具も必要なく、手軽に始められます。目標は週3回、1日8000歩ですが、ご自身の体と相談しながら続けてください。

ウォーキングは、動きやすい服装と歩きやすい靴で、こまめに水分補給をしな

※ VASとは1～10で主観的な痛みの強さを示す指標。

がら行います。こま切れでもいいので、歩数計を使って1日8000歩をめざしましょう。ちなみに、健康な人では1000歩=10分ですから、毎日、時間に換算すると合計90分から100分を目安に歩くといいと思います。

ひざや下半身に痛みがある人は、プールでの水中ウォークもおすすめです。ただし、途中で痛みが出たり体調が悪くなったりしたら、無理をせず運動を中止してください。

ウォーキングのポイント

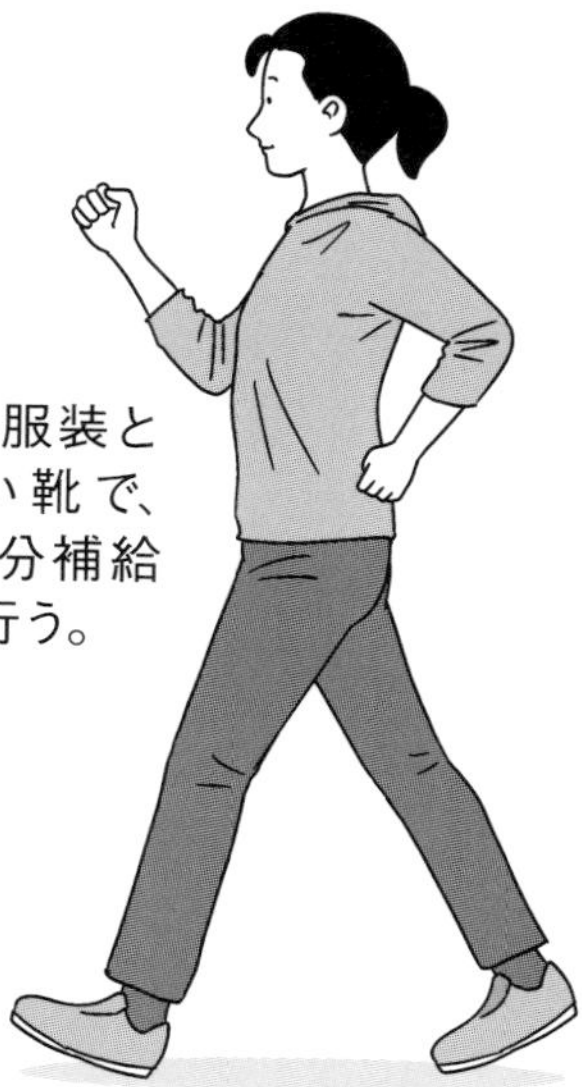

動きやすい服装と歩きやすい靴で、こまめに水分補給をしながら行う。

週3回、こま切れでもいいので1日8000歩を目標に行うといい。8000歩を時間に換算すると90～100分が目安。

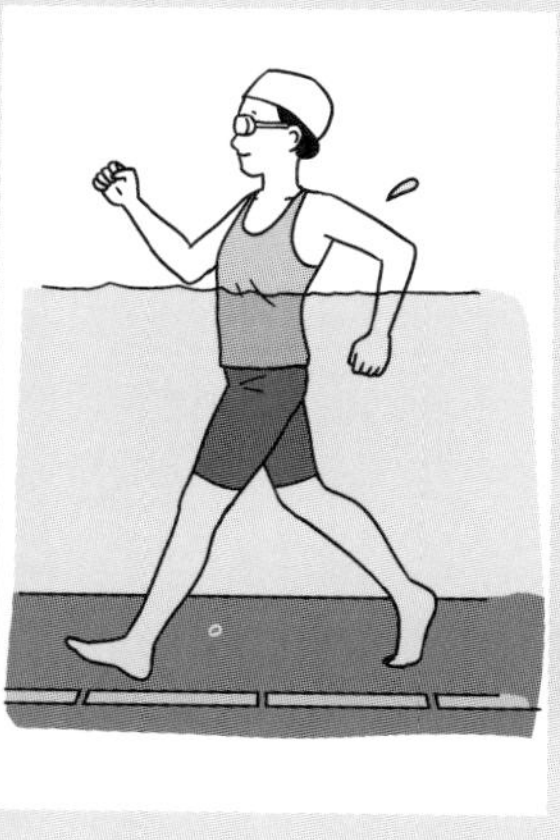

ひざや下半身に痛みがある人は、プールで関節への負担が少ない水中ウォークを行うといい。

楽しくできる！三日坊主にならない！ゆっくり指エクサの効果がぐんと高まる記録ノート

関節リウマチの治療では、T2T（treat to target）という考え方が提唱されています。これは、寛解《かんかい》というゴールをめざして、医療者と患者さんがともに手を取り合い、最終的には患者さんの生活の質（QOL）を良好に保つために治療を行いましょうというものです。

関節リウマチの治療で大切なことは、運動の主役は患者さんだということです。よく「病院でリハビリテーションをしてもらった」という人がいますが、してもらうのは「マッサージ」です。リハビリテーション治療はトレーニングなので、受け身の姿勢では筋力の強化や可動域の拡大につながらず、効果が上がりません。例えば、ゴルフがうまくなりたいと思ったら頑張って練習場に通うのと同じです。よくなりたいと思ったら、積極的に自分で運動療法を行うようにしてください。運動療法にかぎらず、そもそも治療は、誰かにやってもらうものではなく、自分事として積極的に参加するものです。

そのためには、今の自分の状態と素直に向きあい、それをどう変えていきたいかをよく考えて目標を設定しましょう。「いつか旅行に行きたい」「スポーツをしたい」「手芸を再開したい」というような大きなものだけでなく、「週に3回○○をする」「1日に○種の体操を行う」という身近で具体的でわかりやすいものを目標にすることがポイントです。最初のうちは、簡単にクリアできるものがいいかもしれません。やろうと決めたことをきちんとできた、その成功体験を積み重ねていくことが自信につながり、運動を続けていくうえでのモチベーション(自分へのご褒美)となれば、三日坊主にならないでしょう。

目標を明確にするためには次の㌻以降で紹介する記録ノートも活用してください。結果を目に見える形で残していくことで、「自分はしっかりやっているんだ!」という達成感が得られます。また、その記録を参考にして1週間ごとに目標を見直しましょう。目標が簡単に達成できたら、運動の頻度や強度を少しだけ上げてみてください。残念ながら達成できなくても、あまり気にする必要はないのですが、なぜ達成できなかったのかを考えてみましょう。それを次の目標設定に生かすようにすれば、運動療法はより充実したものになり、長期にわたって生活の質をいい状態に保つことができますよ!

1週間記録

月		日付						
		曜日	月	火	水	木	金	土	日
		天気							
●ゆっくり指エクサのチェック									
可動域ストレッチ	指歩き								
	指曲げ								
	指の直角曲げ								
	手首回し								
指の筋トレ	ゴムバンド筋トレ								
	ボール握り								
	粘土つまみ								
	粘土はさみ								
	手の背面回し								
ウォーキング（歩数）									
●体調チェック									
朝の体温（度）									
痛みの状態（1〜10）									
服薬	朝								
	昼								
	夜								
気づいたこと									

※コピーして使ってください

ゆっくり指エクサの1週間計画

1週間のエクササイズの目標を立てましょう。

今週の目標

　　　種のエクササイズを、1日　　　回、

週に　　　日行う（月・火・水・木・金・土・日）。

取り組むエクササイズにチェックをしてください

●可動域ストレッチ

□指歩き　□指曲げ　□指の直角曲げ　□手首回し

●指の筋トレ

□ゴムバンド筋トレ　□ボール握り

□粘土つまみ　□粘土はさみ

□手の背面回し

痛みが和らいだらやりたいことを自由に書いてください

____

____

今週の結果　1週間の終わりに書いてください。

●目標は達成できましたか？　　はい　　いいえ

●達成できなかった人は理由を書いてください。

____

____

▶目標が達成できたら、少しだけエクササイズの回数・強度を増やしましょう。
▶達成できなくても、あまり気にせず、次の週は少しだけ回数・強度を減らしてようすを見るといいでしょう。

ノートの記入のしかた

1週間計画の立て方
① その週に行うエクササイズの数と、1日に何回行うか、週に何回行うかを決め、月曜から日曜のうち、どの曜日に行うかも〇をつけて予定しておく。
② 行う予定のエクササイズにチェックを入れる。
③ 痛みが改善したらやってみたいこと（大きな目標）を書く。
④ 1週間が終わったら、目標が達成できたかどうかを〇で囲んで記録する。達成できなかったら原因を考え、次の週のエクササイズの回数などを調節する。

ゆっくり指エクサの1週間計画

1週間のエクササイズの目標を立てましょう。

今週の目標

4 種のエクササイズを、1日 2 回、
週に 5 日行う（月・火・水・木・金・土・日）。

取り組むエクササイズにチェックをしてください

● 可動域ストレッチ
☑指歩き ☑指曲げ □指の直角曲げ □手首回し

● 指の筋トレ
☑ゴムバンド筋トレ ☑ボール握り
□粘土つまみ □粘土はさみ
☑手の背面回し

痛みが和らいだらやりたいことを自由に書いてください

旅行に行きたい

今週の結果 1週間の終わりに書いてください。

● 目標は達成できましたか？ はい （いいえ）
● 達成できなかった人は理由を書いてください。
週末は天気が悪く、痛みの強い日が多かった

ゆっくり指エクサのチェック
① 1週間計画で立てた目標に準じ、予定したエクササイズを達成したか否かを〇×で記録する。
② ウォーキングをした日の歩数を記録する。

体調チェック
① 体温を記録し、痛みの状態は最も強かったときを10として、その日どのくらい痛むか1〜10の数値で記録する。
② 薬の飲み忘れがなかったか、朝・昼・夜で〇×で記録する。
③ 何か気づいたことや特別なことがあったら記録する。

1週間記録

6月	日付	5	6	7	8	9	10	11
	曜日	月	火	水	木	金	土	日
	天気	晴れ	晴れ	晴れ	雨	くもり	雨	雨
●ゆっくり指エクサのチェック								
可動域ストレッチ	指歩き	〇	〇		〇		×	×
	指曲げ	〇	〇				×	×
	指の直角曲げ							
	手首回し							
指の筋トレ	ゴムバンド筋トレ	〇	〇		〇		×	×
	ボール握り	〇	〇		×		×	×
	粘土つまみ							
	粘土はさみ							
	手の背面回し	〇	×		〇		×	×
ウォーキング（歩数）		5013		8015			5011	
●体調チェック								
朝の体温（度）		36.2	36.1	36.5	37.0	36.8	37.1	37.2
痛みの状態（1〜10）		3	4	2	5	6	4	4
服薬	朝	〇	〇	〇	〇	〇	〇	〇
	昼	〇	×	〇	×	〇	〇	〇
	夜	〇	〇	〇	〇	〇	〇	〇
気づいたこと		朝のこわばりが強かった		今日は調子がいい			だるい	ひどく体がだるい

※コピーして使ってください

第6章

無理なく料理・洗濯・掃除ができる！
生活がらくになる！
関節リウマチの手指の痛みと
上手につきあう
セルフケアガイド

大阪医科薬科大学病院
リハビリテーション科科長
佐浦隆一

リウマチの悪化を防ぐには道具とアイデアを使って家事や仕事を続ける工夫をしよう！

「不治の病」とされてきた関節リウマチも、薬の治療が進んで症状がコントロールできるようになり、発症前とほとんど変わらない生活を送ることができる人が増えてきました。とはいえ、体の衰えを防ぎ、関節の機能を維持・改善するには、薬に頼るだけでなく、ふだんから手指への負担を減らしつつ体を動かすことがとても大切です。

もちろん、痛みや炎症が強いときは休息が必要ですが、痛みや炎症がないときは、多少の不自由さがあっても、道具と頭（アイデア）を使って、できる範囲で家事や仕事を続けてください。それこそ、まさにリハビリテーション治療であり、そうした心がけが、関節や体の機能を長持ちさせて質の高い生活を続けることにつながります。

家事を行うときは、手指の負担を減らして、痛みなく体を動かす工夫が大切です。特に、手指や手関節は持つ・ひねる・握るなどさまざまな日常動作を担って

荷物を持ち運びするときのバッグ選び

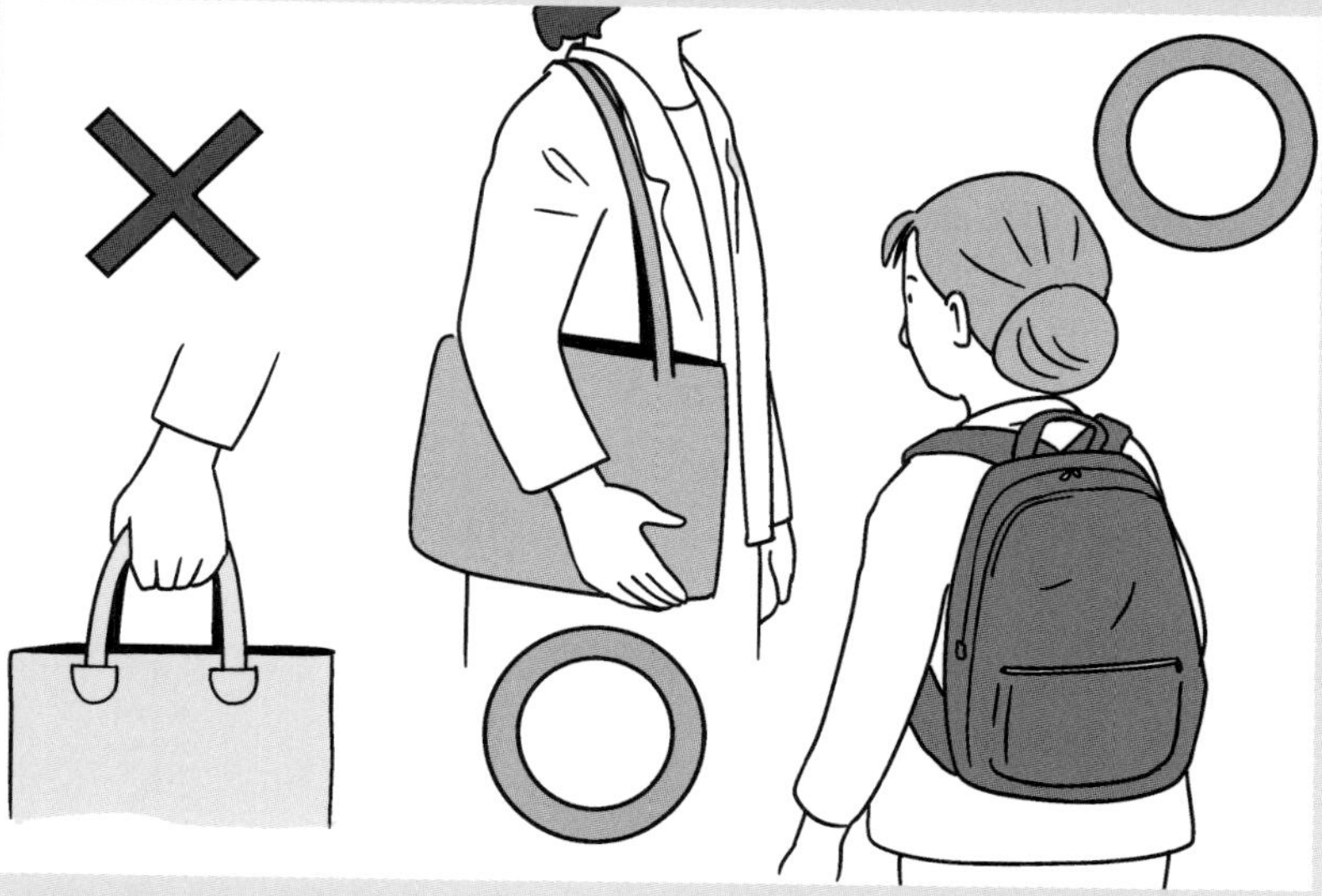

手指で持つタイプのバッグではなく、ショルダーバッグやリュックサックのような肩で運ぶタイプのバッグを使う。

おり、不用意に手指を使って、無理な家事を続けると病状の悪化や変形の進行につながります。

そこで、まず、物を持つときは、めんどうですが、片手で持つのではなく両手で持つようにしてください。

買い物や旅行などの外出時に荷物を持ち運びするときは、手指で持つタイプのバッグではなく、ショルダーバッグを使うと負担が減って手指が喜びます。手指のような小さな関節より、肩のような大きな関節や体全体を使うようにします。特に、重い物は「持つ」のではなく「運ぶ」のが大切です。リュックサックを利

用したり、キャリーケースを使ったりするようにしましょう。体の片側ではなく、両肩にかけるリュックサックであれば手指の関節への負担が少なくなりますが、とはいえあまりに重たいと腰やひざ、足関節に負担が大きくなるので注意してください。

立ち上がるときのコツ

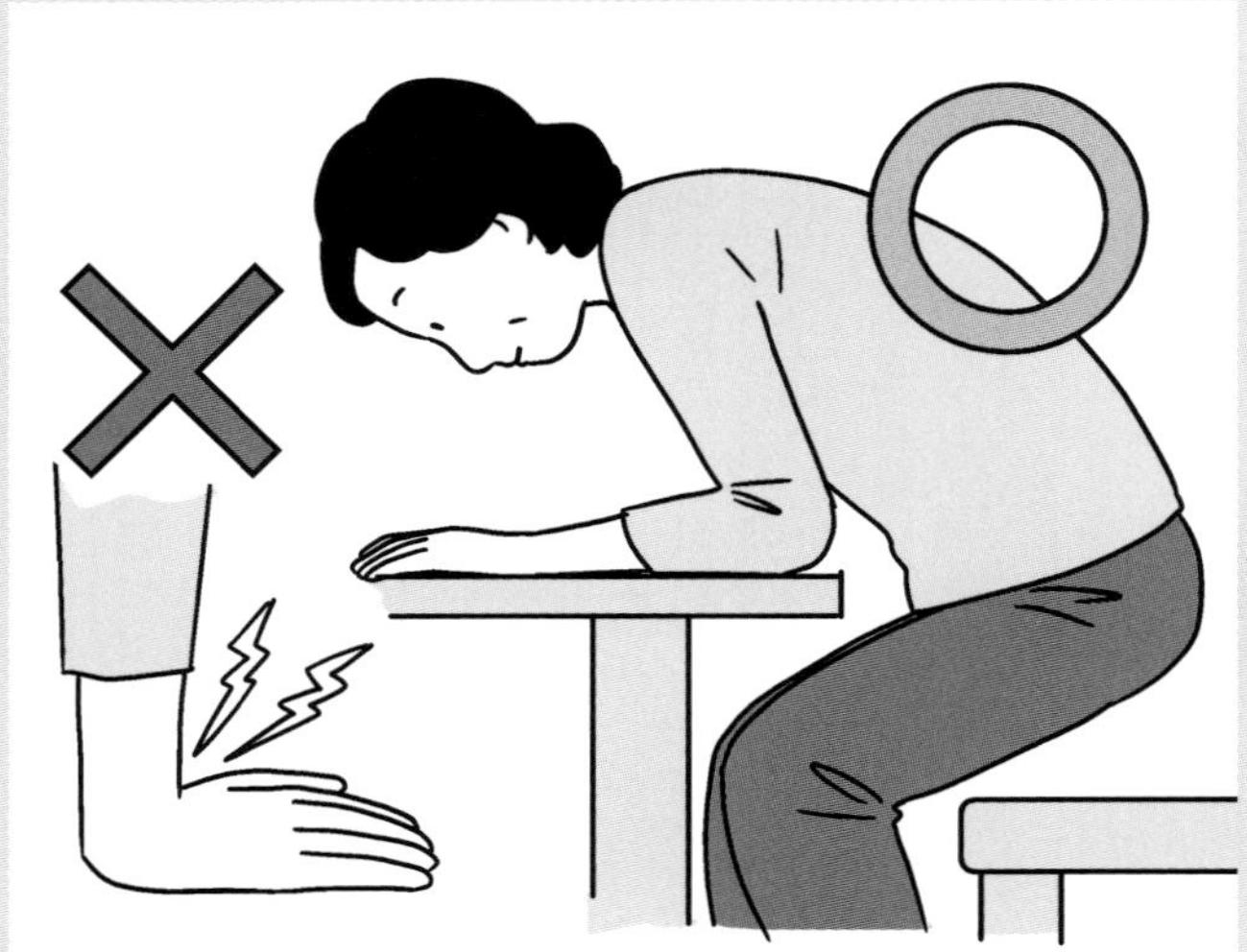

立ち上がるとき、机に手をつくのではなく、ひじから先の前腕全体で体を支えるといい。

　このほか、立ち上がる動作では腰やひざが痛いと手をついてしまいますが、手指や手首に負担がかからないように、ひじから先の前腕全体で体を支えるとらくに立ち上がれます。

　最近は、生活動作を助ける道具（自助具）にも、多種多様なものがあるので有効に使いましょう。

　日常生活のちょっとした工夫とアイデアで、「楽楽《らくらく》」と楽《らく》に楽《たの》しくできることを増やしてみてはいかがでしょうか。

台所仕事は包丁や鍋の扱いがポイント！鍋や食器は両手持ちをぜひ使おう

手指に痛みや変形があるので、料理を作るのも、食べるのも、楽しめなくなったという関節リウマチの患者さんが少なくありません。台所仕事も、道具の選び方・使い方を工夫すれば「楽楽《らくらく》」と楽《らく》に楽《たの》しくできることが増えてきます。

両手持ちを心がけよう

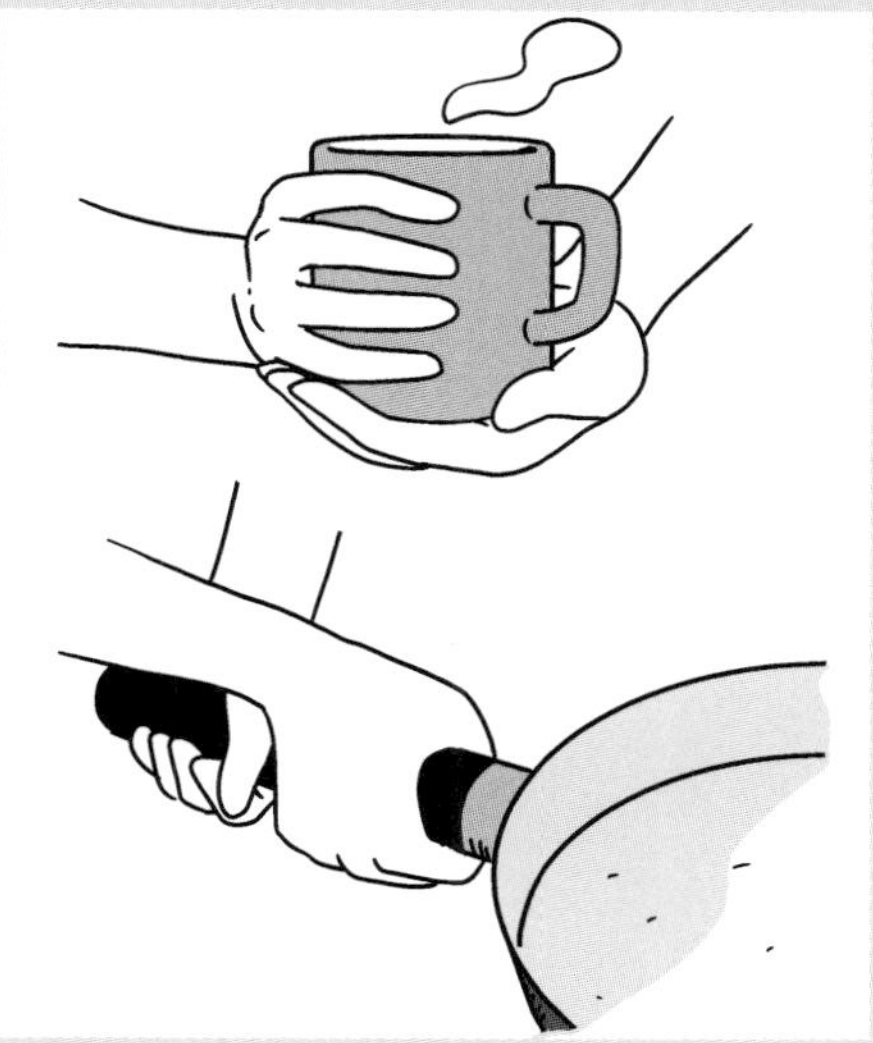

フライパンや鍋、コップ、マグカップなど両手で持つ習慣をつけよう。

例えば、鍋は片手で持つタイプより、両手鍋のほうが手や手指の負担が少なくてすみます。両手鍋でも持ち上げることが難しい場合は、手を差し込める程度の大きな取っ手のついたものを使うといいでしょう。フライパンやコップ、茶碗、皿も、上品にお行儀よく両手で持つ習慣をつけてください。鍋は食材が入ると重

台所で手指に負担をかけないコツ 1

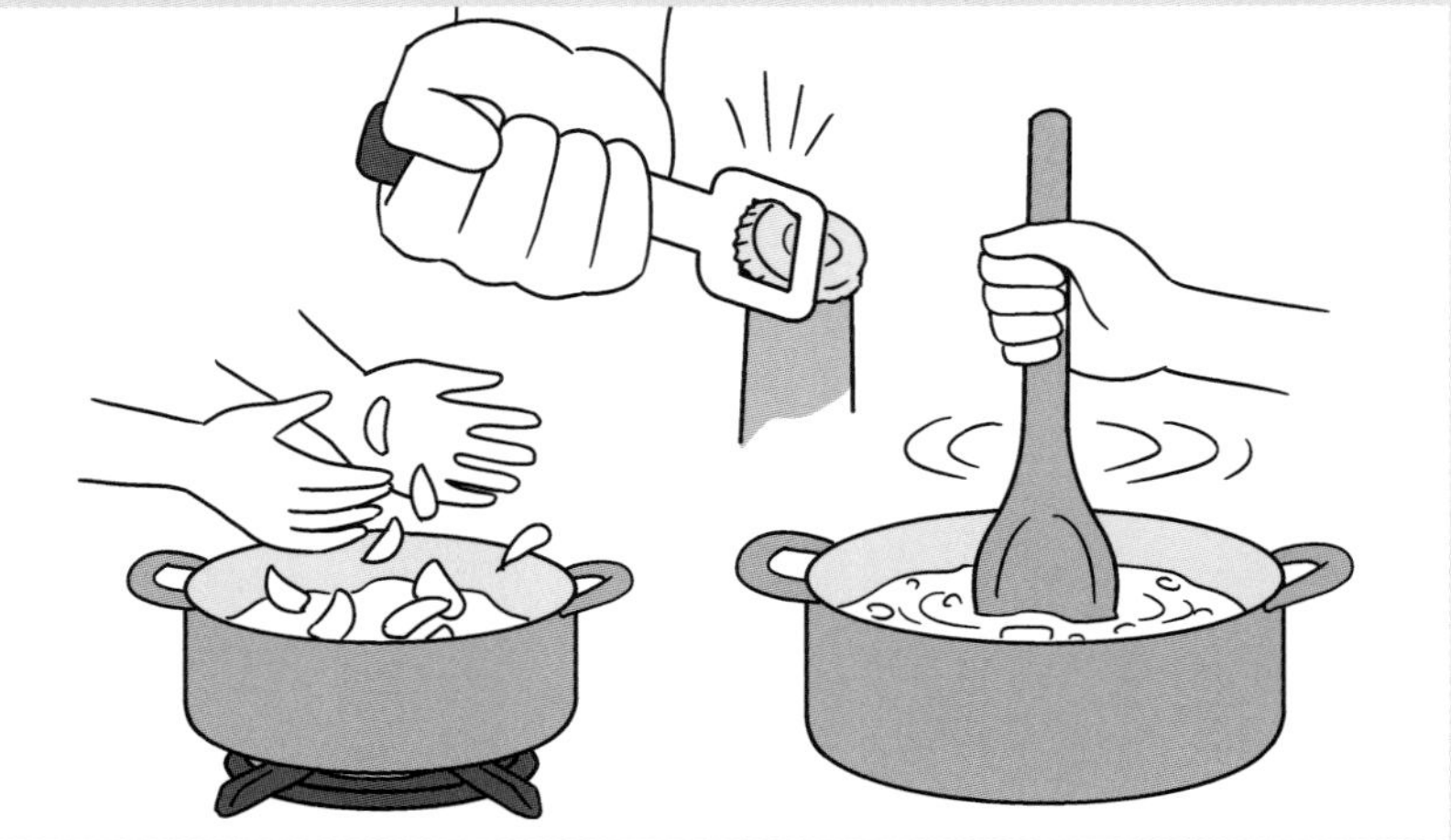

栓抜きを使うときは逆手で持ったり、スプーンでかきまぜるときは親指が上にくるように持ったりする。鍋は具材や水を入れた状態で持たず、コンロに置いてから少しずつ具材や水を入れる。

くなります。まずは、コンロにかけてから食材や水を少しずつ入れれば、手指の負担が軽くなりますよ。

栓《せん》抜きを使うときは逆手で持ったり、大きなスプーンでまぜるときは親指が上にくるように持ったりするだけで、手にかかる負担はとても軽くなります。

最近は、誰もが使いやすい（ユニバーサルデザイン）道具や、体力が衰えていたり、障がいを持っていたりする人のための便利グッズ（自助具）が広く市販されているので、料理をするときはそうした便利な道具を使うことがおすすめです。

ペットボトルや缶などのフタの開閉には、キャップオープナーを使うとと

台所で手指に負担をかけないコツ 2

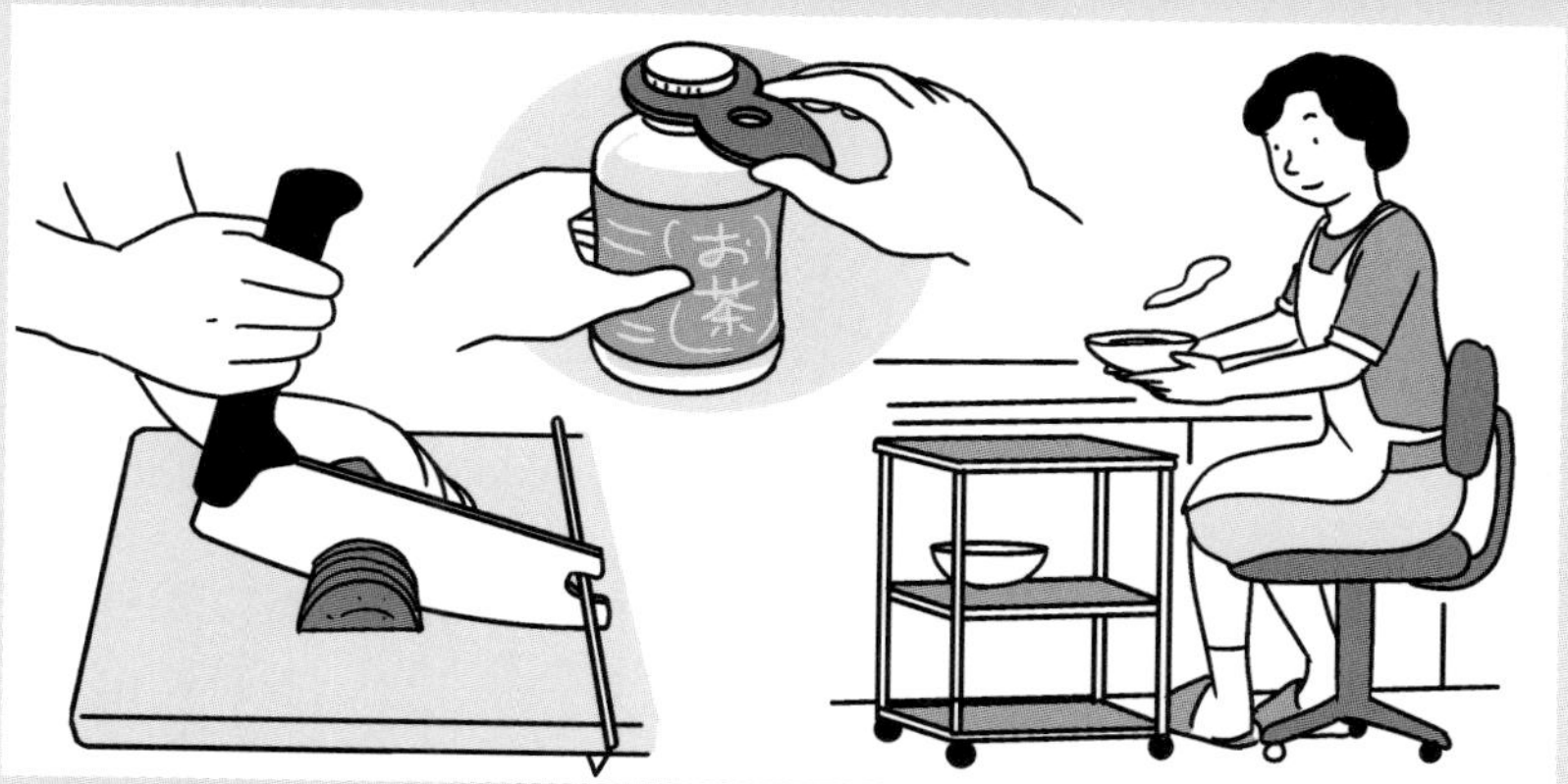

キャップオープナーや持ち手の角度を変えられる包丁などを使うと便利。キャスターつきのイスやワゴンを使い、座って台所仕事ができる環境を整えるのもいい。

ても便利です。ハンドル（持ち手）の角度を自由に変えられる包丁なら、手指や手首に余分な力をかけなくても、サクッと切ることができます。押し切りのような包丁とまな板のセットも売られています（左上のイラスト参照）。みじん切りはフードプロセッサーに頼みましょう。

立ちっぱなしの台所仕事は工事現場の作業と同じです。続けていると体力を消耗《しょうもう》し、腰にも足にも負担がかかります。座って家事ができるキッチンがいいですよ。キャスターつきのイスを利用すれば、台所内の移動もらくらくです。

よく使う調理器具は、キャスターつきのワゴンに載せておけば必要なときにサッと取り出して使えます。

掃除では雑巾がけが手や肩への負担が特に大きく「前後にふく」「長柄のモップを使う」がおすすめ！

掃除は、掃除機をかけたり棚《たな》のホコリを払ったりなど、掃除用具を使って上下左右に細かく動き回る必要があり、手指や手首、ひじ、ひざなどの関節に負担のかかる動作ばかりです。

特に、手首や肩への負担が大きいのが雑巾《ぞうきん》がけです。両手を使って雑巾を絞ると手首にねじる方向の大きな負担がかかってしまうので、雑巾を水道の蛇口に引っかけて、絞るとらくかもしれません。**また、テーブルや棚などをふくときも、手をむやみに左右に動かすと手指や手関節に負担がかかり尺側変形を助長してしまいます。布巾でテーブルを拭いたり、雑巾がけをしたりするなら、前後にゆっくりと動かすといいですよ。風呂掃除で浴槽を洗ったりするときも、横ではなく前後に動かすほうがいいですが、棒つきの浴槽洗い用のスポンジなどの利用をおすすめします。**なお、雑巾やタオルをぬらすさいは、手を冷やさないように温水を使いましょう。

最近はいろいろなモップやワイパーなども市販されています。雑巾がけは重労働なので、柄の長いものを使えば手や肩の負担も減り、床や棚、天井や壁など、手が届きにくいところでも、きれいに、らくに掃除できると思います。

患者さん自身で掃除すると大変なので、体や関節への負担を軽減するために、家電のロボット掃除機を使うといった省力化もいい選択肢です。

掃除で手指に負担をかけないコツ

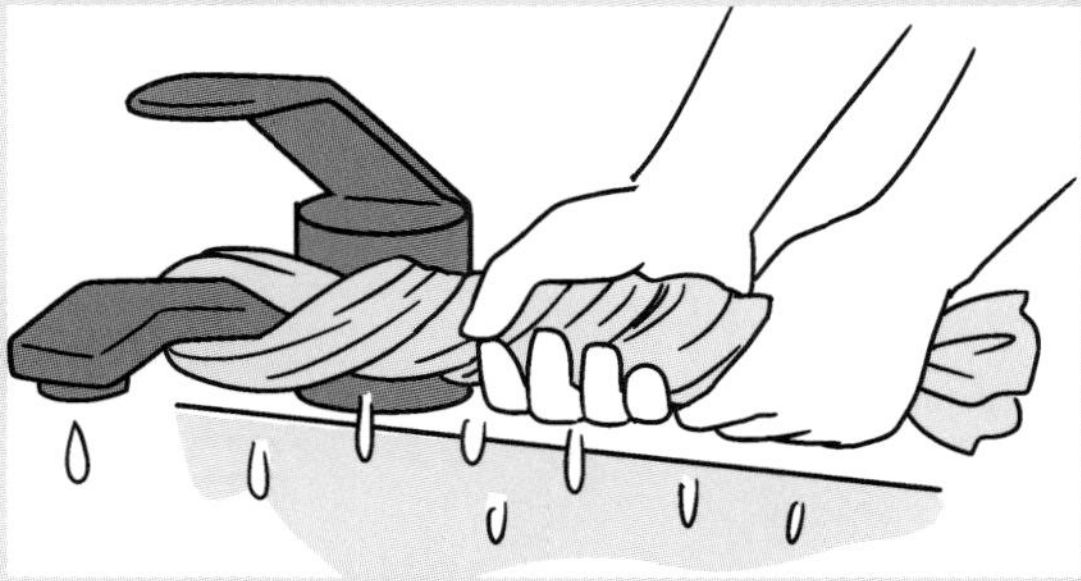

雑巾を絞るときは蛇口などに引っかけてしぼるとらくな場合がある。

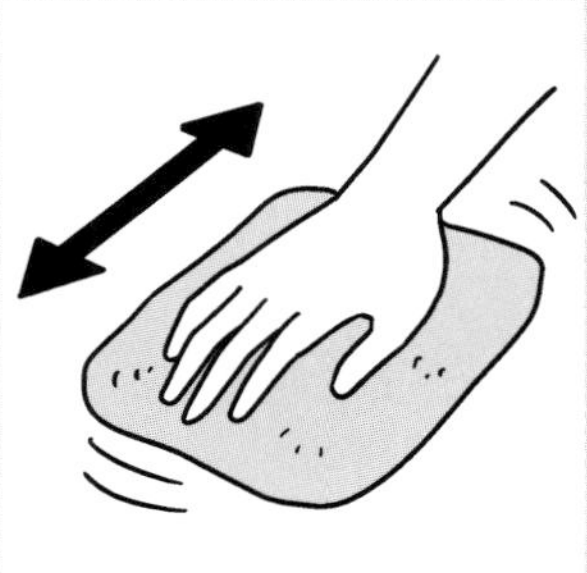

雑巾がけをしたり布巾でテーブルをふいたりするときは、左右に動かすと変形を助長するため、前後にゆっくりと動かすようにする。

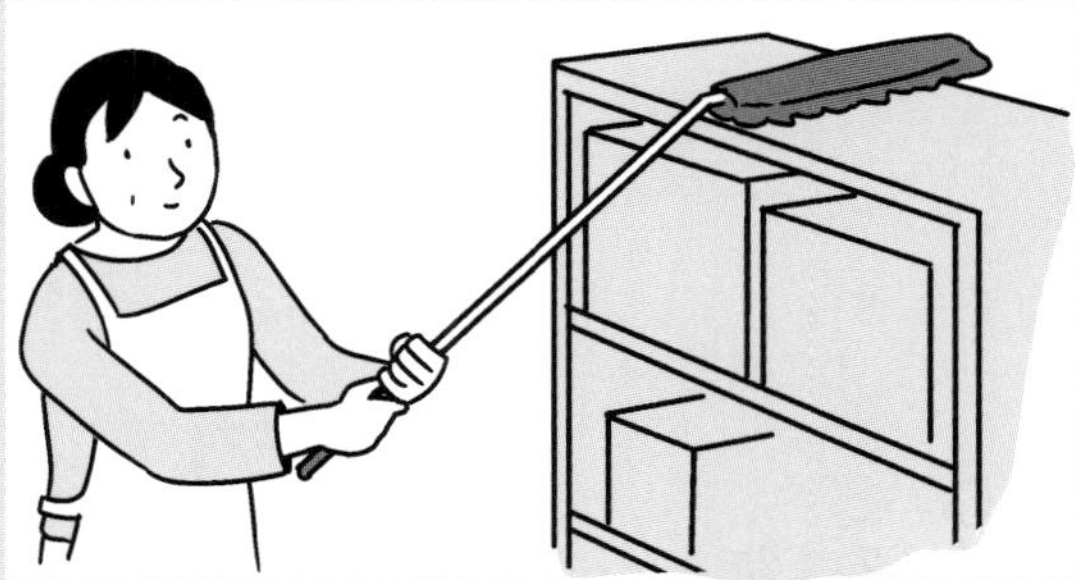

柄の長いモップやワイパーなどを使うと、手の届きにくい場所でもらくに掃除ができる。

洗濯ではいくら脱水してもぬれた衣類を干すのが大変！
持ち上げず物干し竿の位置を低くしよう

洗濯機に衣類と洗剤を入れてボタンを押せば、洗濯から脱水、最近は乾燥までやってくれるのでずいぶんらくになりました。とはいえ、洗濯機から衣類を取り出して干すのは、衣類がぬれて重くなったり、絡まったりしているので、手指や腕、肩に大きな負荷がかかります。

そこで、まず、一度にたくさんの衣類を洗濯するのをさけて、こまめに洗濯すると、一度の洗濯でかかる手指の負担を減らせます。また、自助具の「リーチャー」や「トング」「火ばさみ」を使うのもいい方法です。リーチャーは物を引っぱる・押す、トングや火ばさみはつかむなどに利用できます。リーチャーには長さを変えられるタイプもあり、洗濯物を干すときやカーテンの開け閉め、衣服の着脱といったいろいろな場面でとても重宝します。

また、洗濯機から取り出した衣類はカゴに入れてキャスターつきのワゴンに載せると、物干し場への移動がスムーズになります。さらに、物干し竿《ざお》が高いところにあると、手腕を伸ばして重い洗濯物を持ち上げなければならず、負担が大きくなりますが、物干し竿を低い位置にすると、持ち上げる動作が減って、干す作業がぐんとらくになります。このほか、洗濯ばさみを使うのがつらい人もいると思いますが、軽い力で使える洗濯ばさみも市販されています。

洗濯物は、ハンガーにかけて干すとシワや型くずれを防げるだけでなく、取り込むさいにそのままクローゼットに収納することができるので、たたむ作業を省略できて手指がとても喜びます。

洗濯で手指に負担をかけないコツ

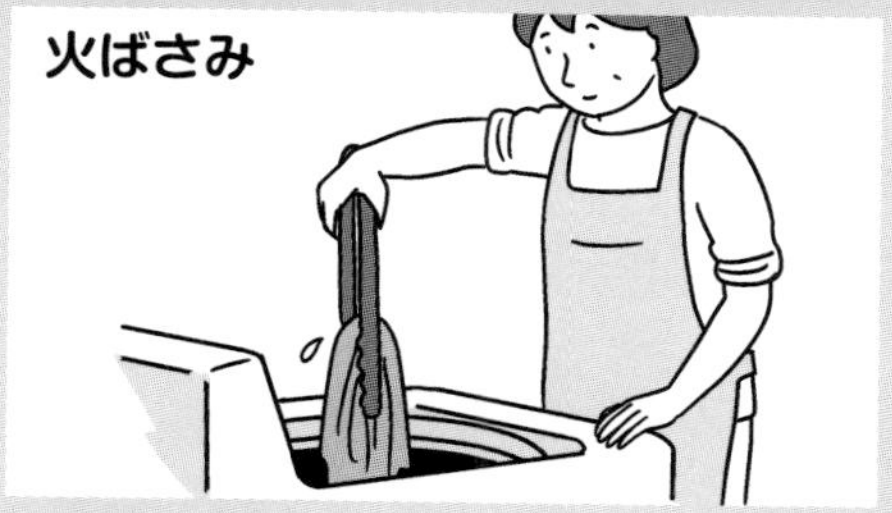

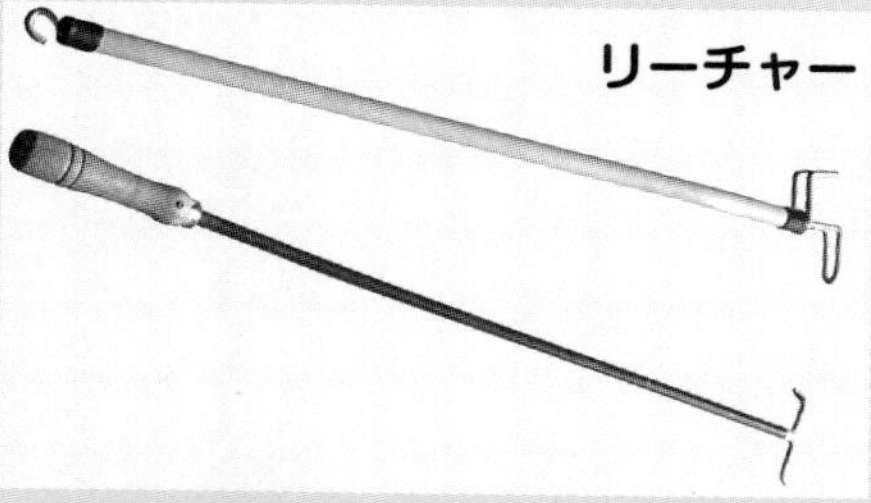

洗濯物を取り出すときは、トングや火ばさみ、リーチャーなどを使う。

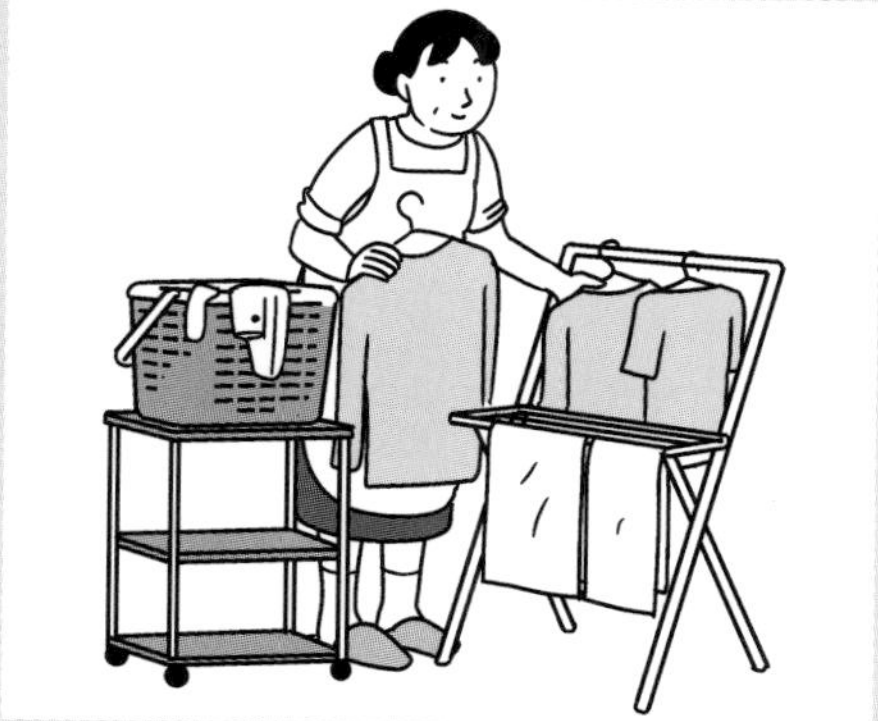

キャスターつきのワゴンで洗濯物を持ち運びし、洗濯スタンドを使うなどして低い位置で干すようにする。ハンガーにかけて干すのもたたむ作業が省略できるのでおすすめ。

手指のしびれ・こわばりは朝に頻発！温かい「部分浴」でスッと和らげ気持ちいい1日を！

多くの関節リウマチの患者さんは、朝起きたときの手指の強いしびれやこわばりに悩んでいます。これは、夜寝ている間に、関節内に関節液がたまって関節がふくらむことが原因の一つです。起きてからしばらくすると動くようになることが多いのですが、朝、手指が動かせないのでとても不便で、不快です。

そこで、朝、少しだけ早起きして、温水（40～42度C、湯気が出る程度の温度）に朝のしびれやこわばりのある手指や手首をつける「部分浴」を試してみてください。足指や足関節の「足浴」もおすすめです。温水の入った洗面器やバケツに手指や手首、足指や足関節を約10分間程度つけて、ゆっくりと指の関節を動かしてみてください。あら不思議！　これだけで、朝のしびれやこわばり、痛みがスッと和らぎ、気持ちのいい1日が始められます。関節がはれて、熱を持っているときには、冷水（15～20度C程度）による部分浴も効果的です。

関節リウマチの患者さんにとって、入浴は、体を清潔に保つためだけでなく、体を温めて血流を促したり、ストレスを解消したりして、炎症や痛みを抑えるためにも有効です。

しかし、病気が進んでひざや股《こ》関節に痛みや変形のある関節リウマチの患者さんは、転倒や骨折のリスクが高くなります。風呂場に取っ手をつけたり、滑り止めマットを用意したりして、リラックスして入浴できるように、安全・安心な入浴環境を整えるようにしましょう。

部分浴のやり方

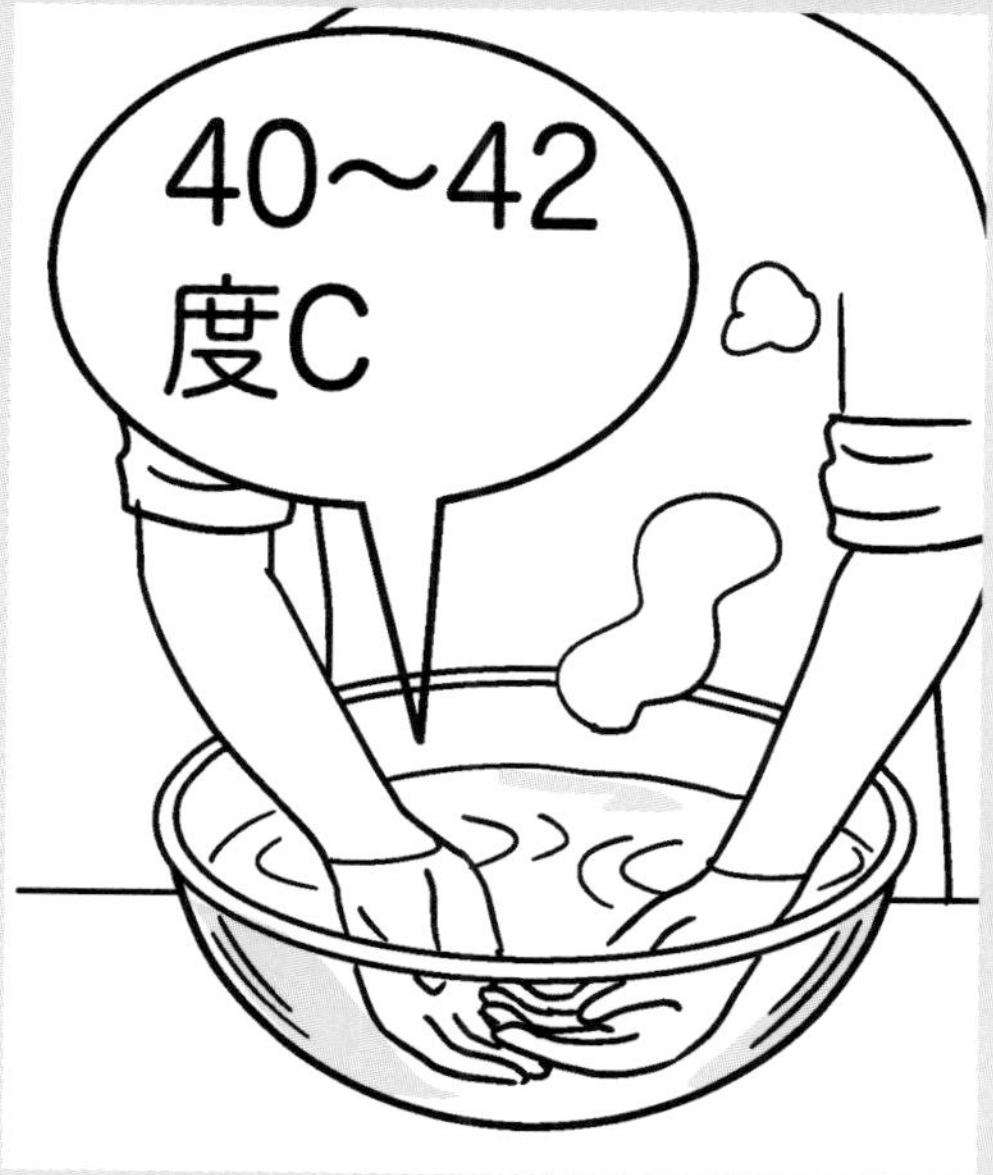

朝、手指にこわばりやしびれがあるときは、40 ～ 42 度Cの湯を洗面器などに入れ、ゆっくりと 10 分程度、手指をつけて関節を動かす。

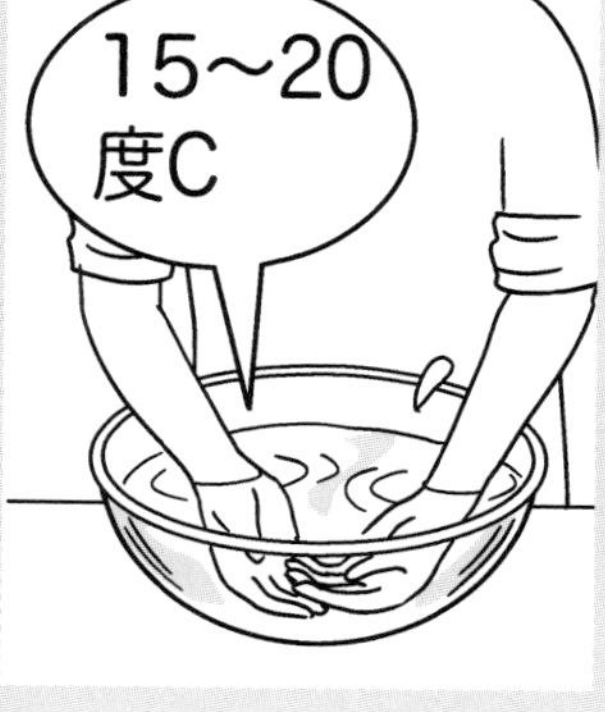

関節がはれて痛みがあるときは 15 ～ 20 度Cの冷水で部分浴を行うといい。

解説者紹介

掲載順

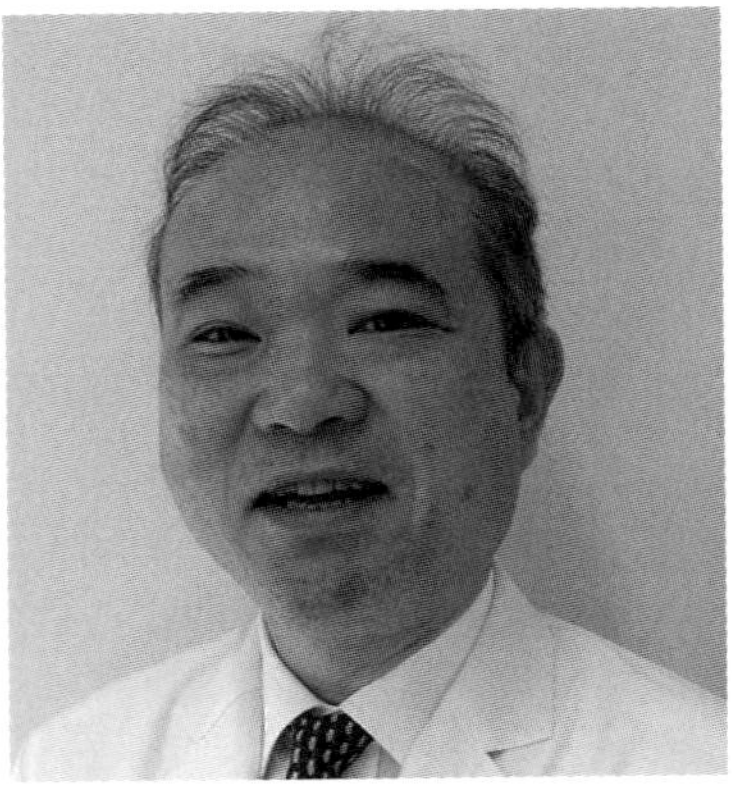

京都大学医学部附属病院
リハビリテーション科准教授

池《いけ》口《ぐち》良《りよう》輔《すけ》 先生

1993年に京都大学医学部を卒業。医学博士。静岡県立総合病院整形外科、神戸市立医療センター中央市民病院整形科医長などを経て2014年より現職。日本整形外科学会認定専門医、日本リハビリテーション医学会認定専門医、日本手外科学会認定専門医、日本マイクロサージャリー学会評議員など。

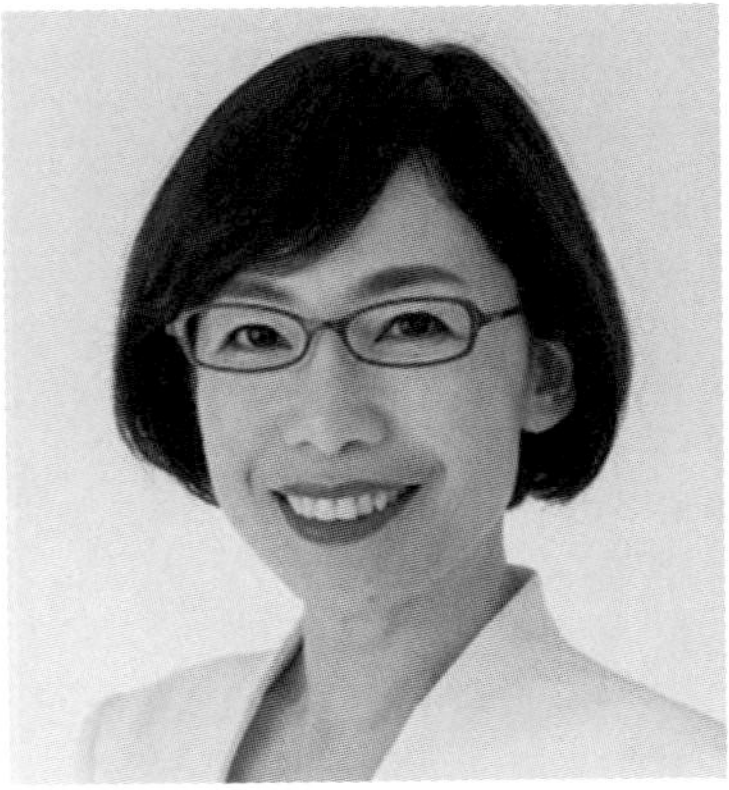

富永ペインクリニック院長

富《とみ》永《なが》喜《き》代《よ》 先生

医学博士。聖隷浜松病院などで麻酔科医として勤務し、延べ2万人を超える臨床麻酔実績を持つ。2008年には愛媛県松山市に富永ペインクリニックを開業し、2014年にヘバーデン結節外来を開設。オンライン診療にも力を入れている。日本麻酔科学会認定麻酔科指導医。著書55万部、テレビ出演も多数。

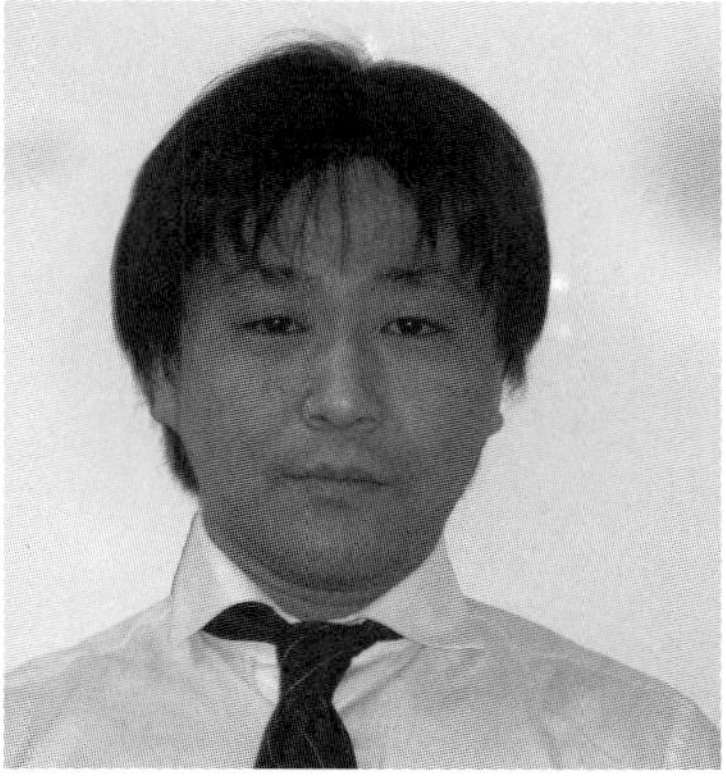

東京医科歯科大学形成・美容外科
非常勤講師・臨床教授

宇佐美《うさみ》 聡《さとし》 先生

2004年に東京医科歯科大学医学部を卒業。横浜労災病院、亀田総合病院、東京医科歯科大学形成外科助教などを経て2019年より現職。高月整形外科病院形成外科部長も務める。日本形成外科学会認定専門医、日本整形外科学会認定専門医、日本手外科学会認定専門医、日本マイクロサージャリー学会評議員。

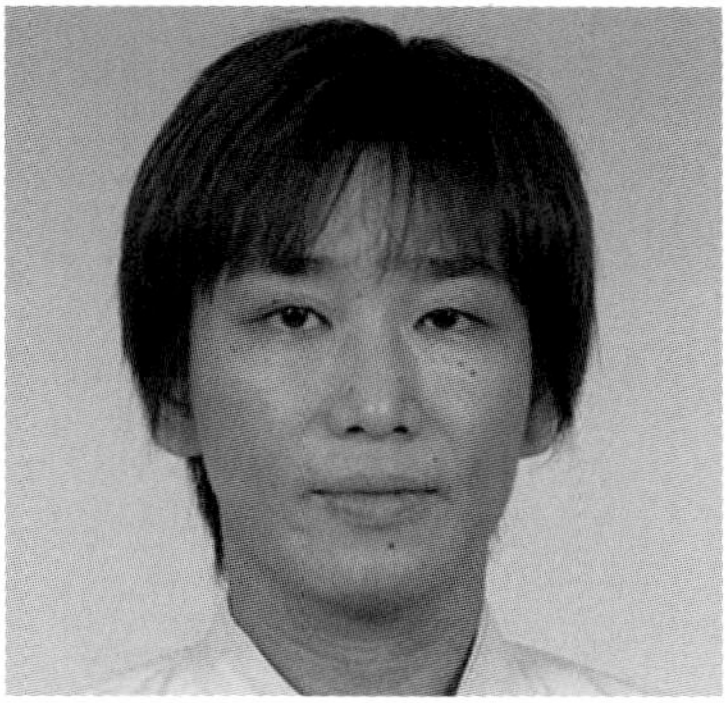

東京女子医科大学整形外科
手肘関節グループ助教

岩倉菜穂子《いわくらなほこ》 先生

2002年に富山医科薬科大学を卒業。手外科、スポーツ整形外科が専門。日本手外科学会代議員、日本整形外科学会認定専門医、日本手外科学会認定手外科専門医、日本体育協会認定スポーツドクター、日本整形外科学会認定スポーツ医。

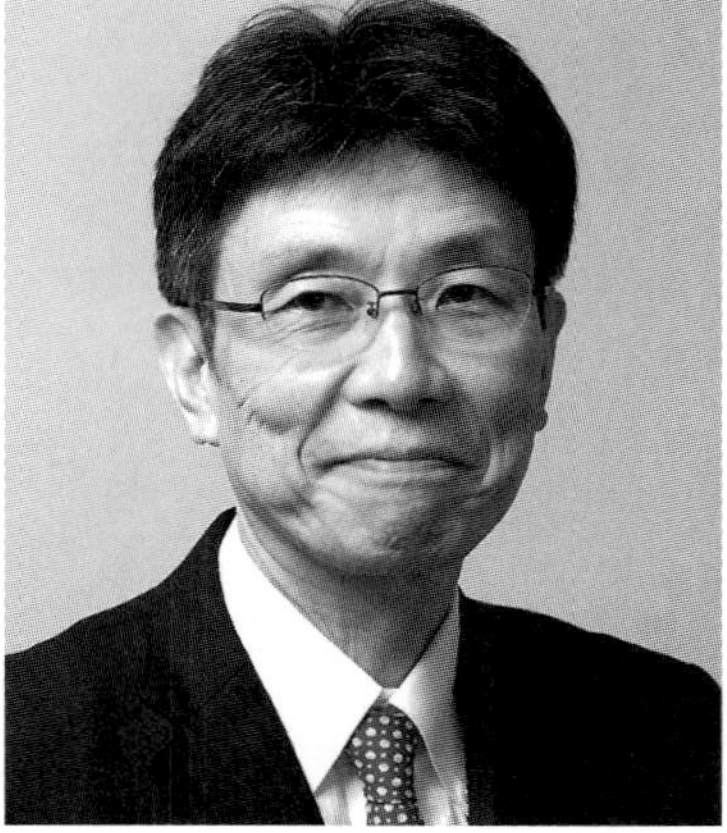

大阪医科薬科大学病院
リハビリテーション科科長
大阪医科薬科大学医学部総合医学講座
リハビリテーション医学教室教授

佐浦隆一《さうらりゆういち》 先生

1991年に神戸大学大学院医学研究科を修了。カナダ・クイーンズ大学留学、兵庫県立リハビリテーション西播磨病院副院長などを経て2008年より現職。日本リハビリテーション医学会副理事長・機構専門医・指導責任者、日本リウマチ学会専門医・指導医、日本整形外科学会専門医・機構指導医、日本リウマチリハビリテーション研究会代表世話人など。

あなたの不調、癒します！

400万部突破！ 文響社の健康書シリーズ

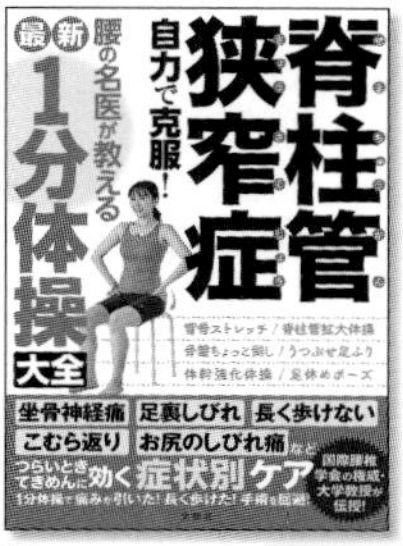

定価
1518円（税込）
ISBN 978-4-86651-329-4

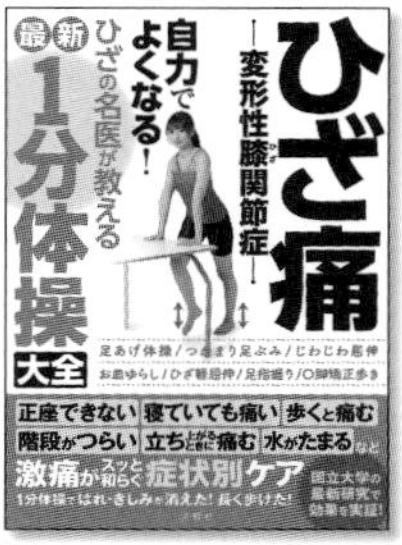

定価
1518円（税込）
ISBN 978-4-86651-340-9

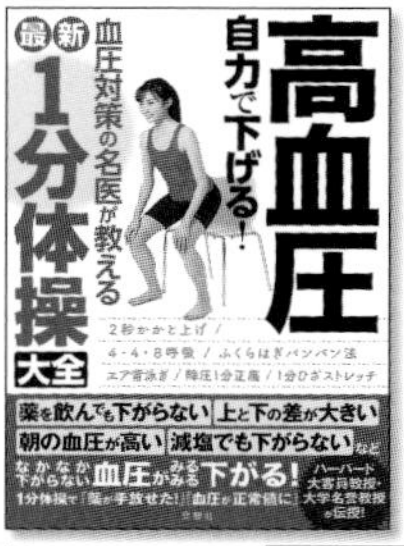

定価
1518円（税込）
ISBN 978-4-86651-348-5

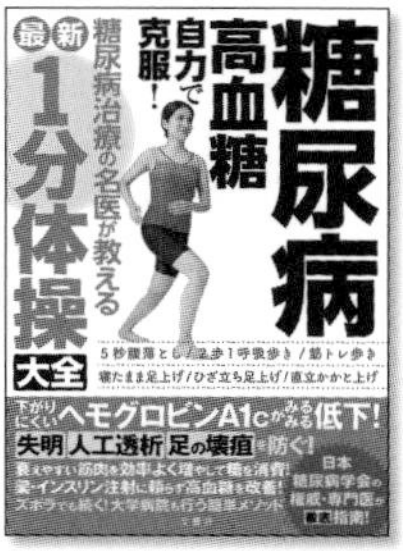

定価
1518円（税込）
ISBN 978-4-86651-362-1

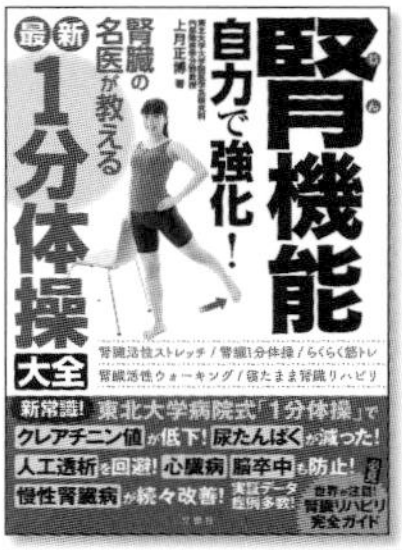

定価
1518円（税込）
ISBN 978-4-86651-350-8

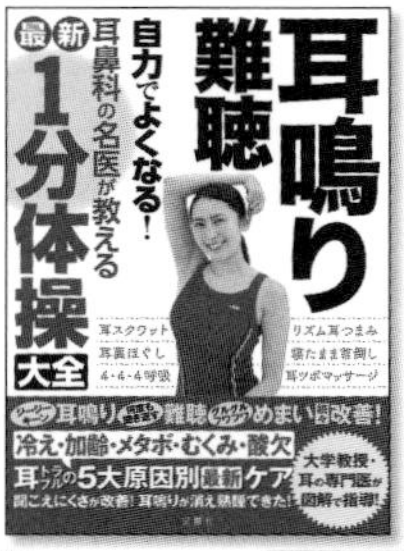

定価
1518円（税込）
ISBN 978-4-86651-383-6

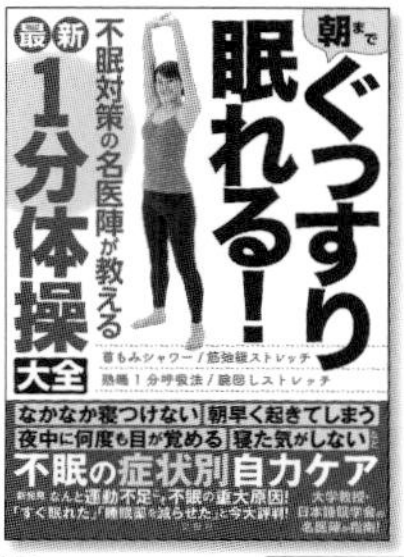

定価
1518円（税込）
ISBN 978-4-86651-389-8

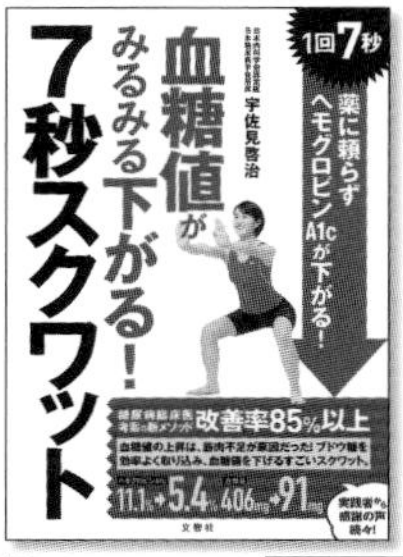

定価
1958円（税込）
ISBN 978-4-86651-202-0

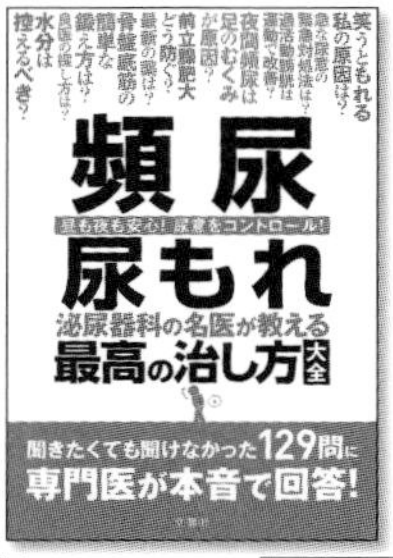

定価
1738円（税込）
ISBN 978-4-86651-311-9

お求めはお近くの書店または

☎0120-966-081へ 平日9:30〜18:00 祝日・年末年始を除く

手指の痛み・しびれ・はれ・変形
自力でよくなる！
名医が教える
最新１分体操大全

2021年９月15日　第１刷発行
2024年６月25日　第20刷発行

編集人　水城孝敬
シリーズ企画　飯塚晃敏
編集　わかさ出版
編集協力　髙森千織子
和田眞理
今飯田敦子
装丁　下村成子
ＤＴＰ　菅井編集事務所
有限会社ビズ
香川みゆき（フィジオ）
イラスト　前田達彦
デザイン春秋会
撮影　髙橋昌也（fort）
モデル　西千春
発行人　山本周嗣
発行所　株式会社文響社
〒105-0001　東京都港区虎ノ門２丁目２－５
共同通信会館９階
ホームページ　https://bunkyosha.com
お問い合わせ　info@bunkyosha.com
印刷・製本　中央精版印刷株式会社

ISBN 978-4-86651-405-5

本書は専門家の監修のもと安全性に配慮して編集していますが、本書の内容を実践して万が一体調が悪化する場合は、すぐに中止して医師にご相談ください。また、疾患の状態には個人差があり、本書の内容がすべての人に当てはまるわけではないことをご承知おきのうえご覧ください。